Advances in Anatomy, Embryology and Cell Biology
Ergebnisse der Anatomie und Entwicklungsgeschichte
Revues d'anatomie et de morphologie expérimentale

Springer-Verlag   Berlin   Heidelberg   New York

This journal publishes reviews and critical articles covering the entire field of normal anatomy (cytology, histology, cyto- and histochemistry, electron microscopy, macroscopy, experimental morphology and embryology and comparative anatomy). Papers dealing with anthropology and clinical morphology will also be accepted with the aim of encouraging co-operation between anatomy and related disciplines.

Papers, which may be in English, French or German, are normally commissioned, but original papers and communications may be submitted and will be considered so long as they deal with a subject comprehensively and meet the requirements of the Ergebnisse.

For speed of publication and breadth of distribution, this journal appears in single issues which can be purchased separately; 6 issues constitute one volume.

It is a fundamental condition that manuscripts submitted should not have been published elsewhere, in this or any other country, and the author must undertake not to publish elsewhere at a later date.

25 copies of each paper are supplied free of charge.

Les résultats publient des sommaires et des articles critiques concernant l'ensemble du domaine de l'anatomie normale (cytologie, histologie, cyto et histichimie, microscopie électronique, macroscopie, morphologie expérimentale, embryologie et anatomie comparée. Seront publiés en outre les articles traitant de l'anthropologie et de la morphologie clinique, en vue d'encourager la collaboration entre l'anatomie et les disciplines voisines.

Seront publiés en priorité les articles expressément demandés nous tiendrons toutefois compte des articles qui nous seront envoyés dans la mesure où ils traitent d'un sujet dans son ensemble et correspondent aux standards des «Résultats». Les publications seront faites en langues anglaise, allemande et française.

Dans l'intérêt d'une publication rapide et d'une large diffusion les travaux publiés paraitront dans des cahiers individuels, diffusés séparément: 6 cahiers forment un volume.

En principe, seuls les manuscrits qui n'ont encore été publiés ni dans le pays d'origine ni à l'étranger peuvent nous être soumis. L'auteur d'engage en outre à ne pas les publier ailleurs ultérieurement.

Les auteurs recevront 25 exemplaires gratuits de leur publication.

Die Ergebnisse dienen der Veröffentlichung zusammenfassender und kritischer Artikel aus dem Gesamtgebiet der normalen Anatomie (Cytologie, Histologie, Cyto- und Histochemie, Elektronenmikroskopie, Makroskopie, experimentelle Morphologie und Embryologie und vergleichende Anatomie). Aufgenommen werden ferner Arbeiten anthropologischen und morphologisch-klinischen Inhaltes, mit dem Ziel, die Zusammenarbeit zwischen Anatomie und Nachbardisziplinen zu fördern.

Zur Veröffentlichung gelangen in erster Linie angeforderte Manuskripte, jedoch werden auch eingesandte Arbeiten und Orginalmitteilungen berücksichtigt, sofern sie ein Gebiet umfassend abhandeln und den Anforderungen der ,,Ergebnisse" genügen. Die Veröffentlichungen erfolgen in englischer, deutscher und französischer Sprache.

Die Arbeiten erscheinen im Interesse einer raschen Veröffentlichung und einer weiten Verbreitung als einzeln berechnete Hefte; je 6 Hefte bilden einen Band.

Grundsätzlich dürfen nur Manuskripte eingesandt werden, die vorher weder im Inland noch im Ausland veröffentlicht worden sind. Der Autor verpflichtet sich, sie auch nachträglich nicht an anderen Stellen zu publizieren.

Die Mitarbeiter erhalten von ihren Arbeiten zusammen 25 Freiexemplare.

Manuscripts should be addressed to/Envoyer les manuscrits à/Manuskripte sind zu senden an:

Prof. Dr. A. BRODAL, Universitetet i Oslo, Anatomisk Institutt, Karl Johans Gate 47 (Domus Media), Oslo 1/Norwegen

Prof. W. HILD, Department of Anatomy. The University of Texas Medical Branch, Galveston, Texas 77550 (USA)

Prof. Dr. J. van LIMBORGH, Universiteit van Amsterdam, Anatomisch-Embryologisch Laboratorium, Amsterdam-O/Holland, Mauritskade 61

Prof. Dr. R. ORTMANN, Anatomisches Institut der Universität, D-5000 Köln-Lindenthal, Lindenburg

Prof. Dr. T. H. SCHIEBLER, Anatomisches Institut der Universität, Koellikerstraße 6, D-8700 Würzburg

Prof. Dr. G. TÖNDURY, Direktion der Anatomie, Gloriastraße 19, CH-8006 Zürich

Prof. Dr. E. WOLFF, Collège de France, Laboratoire d'Embryologie Expérimentale, 49 bis Avenue de la belle Gabrielle, Nogent-sur-Marne 94/France

Advances in Anatomy, Embryology and Cell Biology
Ergebnisse der Anatomie und Entwicklungsgeschichte
Revues d'anatomie et de morphologie expérimentale

47 · 6

Das Heft 5 des Bandes 47 erscheint zu einem späteren Zeitpunkt.

Fasc. 5 of Vol. 47 will be published at a later date.

Editores
A. *Brodal*, Oslo · W. *Hild*, Galveston · J. *van Limborgh*, Amsterdam
R. *Ortmann*, Köln, · T. H. *Schiebler*, Würzburg · G. *Töndury*, Zürich
E. *Wolff*, Paris

H. Waibl

Zur Topographie der Medulla spinalis der Albinoratte (Rattus norvegicus)
Contribution to the Topography of the Spinal Cord of the Albino Rat (Rattus norvegicus)

Mit 4 Abbildungen

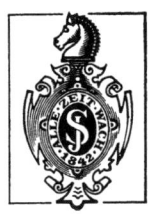

Springer-Verlag Berlin Heidelberg GmbH 1973

Dr. H. Waibl
Institut für Histologie und Embryologie der Tiere, Universität München
8 München 22, Veterinärstrasse 13

ISBN 978-3-540-06344-5 ISBN 978-3-662-11002-7 (eBook)
DOI 10.1007/978-3-662-11002-7

Das Werk ist urheberrechtlich geschützt. Die dadurch begründeten Rechte, insbesondere die der Übersetzung, des Nachdruckes, der Entnahme von Abbildungen, der Funksendung, der Wiedergabe auf photomechanischem oder ähnlichem Wege und der Speicherung in Datenverarbeitungen, bleiben, auch bei auszugsweiser Verwertung, vorbehalten
Bei Vervielfältigungen für gewerbliche Zwecke ist gemäß § 54 UrhG eine Vergütung an den Verlag zu zahlen, deren Höhe mit dem Verlag zu vereinbaren ist

© by Springer-Verlag Berlin Heidelberg 1973. Library of Congress Catalog Card Number 73-81290
Ursprünglich erschienen bei Springer-Verlag Berlin · Heidelberg · New York 1973

Die Wiedergabe von Gebrauchsnamen, Handelsnamen, Warenbezeichnungen usw. in diesem Werk berechtigt auch ohne besondere Kennzeichnung nicht zu der Annahme, daß solche Namen im Sinne der Warenzeichen- oder Markenschutz-Gesetzgebung als frei zu betrachten wären und daher von jedermann benutzt werden dürften

Inhalt

Summary	7
Zusammenfassung	7
Literatur	8
Material und Methodik	11
Makroskopisch-anatomische Befunde	13
Wirbelsäule	13
Rückenmarkshüllen	14
Segmentlängen	14
Segmentbreiten	15
Beziehung der Segmente zu den zugehörigen Wirbeln und Verlauf der Nervenwurzeln	17
Spinalganglien	19
Mikroskopisch-anatomische Befunde	19
Halssegmente	19
Brustsegmente	24
Lendensegmente	28
Kreuzsegmente	30
Schwanzsegmente	31
Filum terminale	33
Überblick über die Querschnittsbilder	33
Diskussion	34
Literatur	38
Sachregister	42

Summary. The spinal cords of 22 male albino rats were examined. The average length of the spinal cords is about 120 mm, the average width about 3 mm. The different segment-lengths and -widths are represented in tables (see table 1 and 2).

The spinal cord segments were coordinated their adequate vertebrae. It is shown by this, that the length of the radices dorsales of Th_I (2 mm) increases significantly on caudal direction to Co_{III} (59 mm). The spinal cord caudally ends in the first third of the fourth lumbar vertebra. This result indicates an enormous ascensus medullae in the male albino rat.

To find out a possibility to diagnose the level of the different segments cross sections through the whole spinal cord were done. In this sense the contour-variations of the white and grey substance of the different segments, as well as the changes of the position and the form of the canalis centralis and the grey and white commissures were described. Also the distinct Tractus cortico-spinalis can be consulted for the determination of the segments cranial of L_{VI}. A more exact diagnosis is given by the kind of the formation of the nerve cell groups in the grey substance.

It is discussed that the cytoarchitectonic of nerve cells can be used to diagnose the segment level, however, without any consideration of their functional coordination.

Zusammenfassung. Die Untersuchung des Rückenmarks wurde an 22 männlichen Albinoratten durchgeführt. Die durchschnittliche Länge des gesamten Rückenmarks beträgt ca. 120 mm, die mittlere Breite rund 3 mm. Die einzelnen Segmentlängen und -breiten sind in Tabellen dargestellt (siehe Tab. 1 und 2). Die Zuordnung der einzelnen Rückenmarkssegmente zu den entsprechenden Wirbeln wurde vorgenommen. Aus dieser Skeletotopie des Rückenmarks resultiert, daß die Länge der Dorsalwurzeln vom 1. Brustsegment (2 mm) an nach caudal bis zum 3. Schwanzsegment (59 mm) stark zunimmt. Das caudale Ende des Rückenmarks liegt im 1. Drittel des 4. Lendenwirbels. Dies weist auf einen starken Ascensus medullae der männlichen Albinoratte hin.

Um grundlegende Möglichkeiten zur Diagnose der Segmenthöhe am Rückenmark der weißen Ratte zu erstellen, wurde eine mikroskopisch-anatomische Untersuchung an Segmentquerschnitten durchgeführt. In diesem Sinne erfolgt die Beschreibung der Umrißveränderungen der weißen und grauen Substanz der Einzelsegmente im Verlauf des gesamten Rückenmarks und der Lage- und Formveränderungen des Zentralkanals und der grauen und weißen Commissuren. Daneben kann zur Bestimmung der Segmente kranial des 4. Lendensegments der deutlich hervortretende Tractus cortico-spinalis herangezogen werden. Eine wesentlich exaktere Diagnose ergibt sich schließlich aus der Gruppierung der Nervenzellen in der grauen Substanz.

Aus der Diskussion geht hervor, daß die Cytoarchitektonik der Nervenzellen für die Bestimmung der Segmenthöhe verwendet werden kann, dies jedoch ohne Berücksichtigung ihrer funktionellen Zuordnung.

Literatur

Die Einteilung des Rückenmarks in Segmente verlangt eine Zuordnung zu seinen Hüllen und zu den als ,,Fixpunkte" dienenden Wirbeln.

Das Schrifttum berichtet einheitlich über die Wirbelzahl der Ratte: 7 Hals-, 13 Brust-, 6 Lenden-, 4 Kreuz- und 27—30 Schwanzwirbel (Hunt, 1925; Farris und Griffith, 1949, Hagemann, 1960; Rowett, 1960; Zeman und Innes, 1963). Die besondere Form einer nach ventral gerichteten Knochenlamelle am 6. Halswirbel beobachten Greene (1959) und Hagemann (1960). Sie bezeichnen diesen Fortsatz als ,,Carotid- oder Chassaignac-Tuberkel". Rowett (1960) verwendet hier den Ausdruck "enlarged cervical ribs". Als "well-develloped inferior lamella" benennt Howell (1926) dieselbe Knochenbildung bei *Neotoma*.

Die Rückenmarkshäute der Ratte werden von Chiasson (1958) nur kurz erwähnt: außen die Dura mater, innen die Pia mater und dazwischen die Arachnoidea. Die Dura mater beschreibt Rowett (1960) als zähe Auskleidung des Hirnschädels und des Wirbelkanals. Der Verfasser bezeichnet die Arachnoidea als zarter als die Dura mater und die Pia mater als sehr zart und stark mit Blutgefäßen durchsetzt. Nach Zeman und Innes (1963) ist die Pia mater der Ratte eine enge Umhüllung des Rückenmarks.

Im vergleichenden Schrifttum über die Dura mater spinalis werden stummelartige Fortsätze beschrieben, die als ,,Durascheide" die Nervenwurzeln bis zum Foramen intervertebrale umgeben [Voris 1928 beim Opossum (*Didelphis virginiana*), Goller 1958, sowie Kühn und Oberröder 1961 beim Schaf, Clara 1953 beim Menschen]. Sehr eingehend beobachtet Heiligtag (1938) diese Durascheiden der Spinalnervenwurzeln beim Hund: ,,Die nach der Vereinigung der Einzelbündel entstandenen einheitlichen Spinalnervenwurzeln treten zu beiden Seiten des Duralschlauches etwas ventral der halben Höhe aus dem Duralschlauch hervor, von einer für beide Wurzelanteile einheitlichen oder getrennten Durascheide umgeben. Diese Nervenscheiden sind also röhrenartige Fortsätze der harten Rückenmarkshaut, von denen die durchtretenden Nervenwurzeln umhüllt werden." Dazu kann der gleiche Verfasser beim Hund noch den getrennten Durchtritt der Fila radicularia durch den Duralschlauch erkennen.

Angaben über Längenmessungen der einzelnen Segmente am Rückenmark der Ratte sind in der Literatur nicht zu finden. Zur Rückenmarksbreite erwähnen Chiasson (1958), Greene (1959) und Rowett (1960) nur die Verbreiterung im Hals- und Lendenbereich. Zeman und Innes (1963) berichten von einer Intumescentia cervicalis, die am 4. Halssegment beginnt und sich bis C_{VIII} erstreckt. Die Lendenanschwellung reicht vom letzten Brustsegment bis zum 3. Lumbalsegment.

Zu den Segmentmaßen beim Menschen berichtet Clara (1953), daß die mittleren Brustsegmente die längsten und die untersten Sacralsegmente die kürzesten darstellen. Clara ergänzt: ,,Auch in den Anschwellungen sind die Segmente sehr kurz: Die Höhe der Segmente ist umgekehrt proportional zu der Dicke des Rückenmarks." Diese Beobachtungen werden von Elliott (1963) beim Menschen bestätigt. Zu den gleichen Erkenntnissen gelangen Voris (1928) beim Opossum, Goller (1958) beim Schaf und (1961) beim Reh (*Capreolus capreolus*). Nach beiden Autoren bestehen lediglich kleine Abweichungen in den Segmentzahlen der Rückenmarke des jeweils untersuchten Säugetieres, wobei jedoch ihre Meßergebnisse die umfassende Aussage Claras (1953) nicht verlassen.

Eine systematische Zuordnung der einzelnen Segmente zu den entsprechenden Wirbeln, wie auch der Verlauf der Nervenwurzeln, ist für die Ratte noch nicht dargestellt worden. Von Zeman und Innes (1963) wird lediglich die Diskrepanz zwischen Länge und Ende des Rückenmarks in bezug zur Wirbelsäule festgestellt. Exakte Zuordnungen legten Voris (1928) beim Opossum, Linsert (1935), Thiel (1941) und Fletcher (1964) beim Hund, Schürmann (1951) bei der Katze, Jankovic (1954) beim Schwein, Goller (1958) bei den Haussäugetieren und beim Huhn (1962), sowie Hintzsche und Gisler (1934/35), Grollman (1965), Pansky und House (1969), Rohen (1969) und Ferner (1970) beim Menschen fest. Von den gleichen Autoren wird auch der schräg nach caudal gerichtete Verlauf der Nervenwurzeln in den caudalen Abschnitten des Wirbelkanals geschildert.

Diese Verlaufsrichtung der caudalen Nervenwurzeln ist für die Ausbildung der „Cauda equina" verantwortlich. Nach Chiasson (1958) bilden die hinteren Spinalnerven und das Filum terminale zusammen die Cauda equina. Dieselbe Beobachtung machen Greene (1959), Rowett (1960) und Zeman und Innes (1963) an der Ratte.

Bei der Beschreibung der Spinalnervenwurzeln stellen Chiasson (1958), Greene (1959), Rowett (1960) und Zeman und Innes (1963) an allen Dorsalwurzeln ein Spinalganglion fest. Hagemann (1960) berichtet als einziger, daß der erste Spinalnerv der Ratte kein Spinalganglion hat. Nach den Beschreibungen von Voris (1928) beim Opossum, Hartman und Strauß (1961) beim Rhesusaffen (*Macaca mulatta*), Martin-Schauder (1938), Ellenberger-Baum (1943), Dobberstein-Hoffmann (1964), Sisson-Großman (1964), Schwarze-Schröder (1965), Koch (1965) und Loeffler (1970) bei den Haussäugetieren, Clara (1953) und Gardner-Gray-O'Rahilly (1969) beim Menschen besitzen bei diesen Species alle Dorsalwurzeln ein Spinalganglion.

Mikroskopisch-anatomische Untersuchungen am Rückenmark der Ratte werden meist an Segmentquerschnitten durchgeführt. Zeman und Innes (1964) zeigen in einigen schematischen Abbildungen die runde Form der Querschnitte im Brustmark und die dorso-ventrale Abflachung in den Intumescentien. Goller findet beim Schaf (1958), beim Rind (1962) sowie Braun (1950) beim Pferd die gleichen Umrißformen. Das Rückenmark des Menschen hat nach Bucher (1961) folgende Querschnittsformen: querelliptisch (oberste Segmente rundlich) im Halsbereich, im Brustbereich rundlich, im Lendenbereich rundlich (ventral etwas abgeplattet) und in der Pars sacralis rundlich bis quadratisch klein. Beim Huhn stellt Goller (1962) in allen Segmenten eine dorso-ventrale Abflachung fest.

Die weiße Substanz des Rückenmarks der Ratte ist nach Zeman und Innes (1963) in einen Dorsal-, Lateral- und einen Ventralstrang aufzuteilen. Nahezu keine Angaben existieren über die einzelnen Stränge der weißen Substanz. Hingegen widmen eine Reihe von Autoren ihr Interesse der Topographie des Pyramidenstrangs. Diese Verbindung der Großhirnrinde mit dem Rückenmark liegt nach Stieda (1869) und Ziehen (1899) in der ventralen Kuppe des Hinterstrangs. Der Nachweis, daß es sich hier im Dorsalstrang tatsächlich um den Tractus cerebrospinalis der Ratte handelt, gelingt Goldstein (1904), van der Vloet (1906), Ranson (1914), Linowiecki (1914) und Eccles und Schade (1969). In einer licht-

und elektronenoptischen Untersuchung der corticospinalen Bahn der Ratte geben Dunkerby et al. (1969) die Dicke der Fasern mit 0,3—4 μ an, wobei die meisten zwischen 1 und 2 μ dick sind.

Zahlreiche vergleichende Untersuchungen wurden zur Topographie der Pyramidenbahn unternommen. Nach Ziehen (1899; am Flughörnchen *Pseudochirus peregrinus*) „gelangt die Pyramidenbahn nach einer Decussation en masse in den gekreuzten Hinterstrang". Beim Igel (*Erinaceus europaeus*) findet der Verfasser nach einem Degenerationsversuch der motorischen Hirnrindenregionen zerstreute Ausfallsfelder im Ventral- und Dorsalstrang. Der Tractus corticospinalis des roten und des gestreiften Eichhörnchens (*Sciurus hudsonis loquax* und *Tamias striatus lysteri*) ist nach Simpson (1914) im contralateralen Dorsalstrang des Rückenmarks bis in die untersten Kreuzsegmente nachzuweisen. Shriver und Noback (1967) beobachten am Rückenmark des Spitzhörnchens (*Tupaia glis*) gekreuzte und ungekreuzte Anteile des Pyramidenstrangs im Funiculus dorsalis. Völlig ungekreuzt im Ventrolateralstrang liegend, verläuft nach Verhaart (1967) der Pyramidenstrang des Klippschliefers (*Procavia capensis*). Martin und Fisher (1967) finden durch Degenerationsversuche den Pyramidenstrang des Opossum im Dorsal- und Lateralstrang. Durch ähnliche Experimente vergleichen Buxton und Goodman (1962) den Pyramidenstrang des Hundes mit dem des Waschbären (*Procyon lotor*). Bei beiden Species wird der Großteil des Tractus corticospinalis im Lateralstrang und ein kleiner Teil im Ventralstrang festgestellt. Im Dorsal-, Lateral- und Ventralstrang der Ziege erkennen Haartsen und Verhaart (1967) Fasern der Pyramidenbahn. Das Rind und das Pferd besitzen nach Verhaart (1959) im Halsmark corticospinale Fasern im Ventralstrang und in der Formatio reticularis, während er beim Elefanten (*Elephas indicus*) dieselben Fasern nur im Ventralstrang nachweisen kann. Der Pyramidenstrang des Rhesusaffen (*Macaca mulatta*) befindet sich nach Barnard und Woolsey (1967) nur im Lateralstrang. Clara (1953) berichtet beim Menschen von einem gekreuzten Pyramidenstrang im Funiculus lateralis und einem ungekreuzten im Ventralstrang.

Die Substantia grisea im Rückenmark der Ratte besitzt nach Rowett (1960) annähernd die H-Form, Smith und Calhoun (1968) zeigen hiervon einige Abbildungen. Zur Verteilung der Nervenzellen im Querschnitt geben Zeman und Innes (1963) zu bedenken, daß diese Zellen sich nicht in die bekannten Kerngebiete einordnen, sondern auch zerstreut in der gesamten grauen Substanz zu finden sind.

Das Trockengewicht und das Volumen der Motoneuronen im Ventralhorn männlicher Ratten mit ansteigendem Alter wird von Ford und Cohan (1968) untersucht. Diese Zellen erreichen schon bei 25 Tagen alten Ratten ihr maximales Volumen, während das Gewicht bis zum 180. Tag ansteigt (0,000062 mg). Zechmeister vermag diese motorischen Ventralhornzellen der Ratte durch Anfärbung mit Bleisulfid, entsprechend ihres Funktionszustandes, in zwei Gruppen zu trennen. Fünf lineare Kernsäulen stellen nach Goehring (1928) die motorischen Wurzelzellen der Intumescentia cervicalis der Ratte dar.

Cytoarchitektonische Publikationen über die Nervenzellen am Rückenmark anderer Tiere erstellte Goller am Schaf (1958), am Reh (1960), am Huhn (1962), am Kalb mit einseitiger Abrachie (1962) und am Rind (1963). In ihrer Nomenklatur berufen sich diese Arbeiten zumeist auf die grundlegenden Einteilungen von Franck (1883), Waldeyer (1888) und Jacobsohn (1908). Dieser Einteilung, nach der Lage und der Form der Nervenzellen im Rückenmarksquerschnitt, folgen in etwa auch Voris (1928) beim Opossum und Pressey und Cobb (1928) beim Tümmler (*Phocaena phocaena*). Eine ähnliche Abgrenzung der Kerngebiete, die ebenfalls auf Lage, Form und Größe der Nervenzellen beruht, findet sich in den Lehr- und Handbüchern von Rauber-Kopsch (1950), Benninghoff (1950), Clara (1953), Ranson und Clark (1956), Elliott (1963), Stöhr-Möllendorff-Goerttler (1963), Bargmann (1964), Ferner (1964), Leonhard (1969) und Bossy (1970) für den Menschen, von Montane und Bourdelle (1913), Sisson und Großman (1953), Bruni und Zimmerl (1951) und Grau und Walter (1967) beim Haustier.

Baum (1950) hingegen schließt sich in seiner Arbeit über das Rückenmark des Pferdes der Unterscheidung von 18 Zellkomplexen nach Massaza (1922) an. Entsprechend den Nervenzellformen und dem Verlauf ihrer Neuriten im Rückenmark des Huhnes vermag hier Matsushita (1968) 17 unterschiedliche Nervenkerne voneinander zu trennen. Eine kritische Stellungnahme zum Wert der Cytoarchitektonik der Nervenzellen im Zentralnervensystem geben Fankhauser und Luginbühl (1968) ab.

Eine neue Art der cytoarchitektonischen Einteilung in neun Laminae stellt Rexed (1954) an der grauen Substanz des Rückenmarks der Katze vor, die Sidman, Angevine und Pierce (1971) bei der Maus übernehmen.

Der Zentralkanal der Medulla spinalis der Ratte soll nach Wiedersheim (1909), gleich dem vieler anderer Säugetiere, und nach Vermeulen (1916) auch beim Pferd, einen Ventriculus terminalis besitzen. Spezielle Untersuchungen zum Ependym im Rückenmark der Ratte liegen von Schachenmayer (1968) vor. Zum Vergleich dienen die Arbeiten von Kuhlenkampf und Krbek (1959) über die Morphologie des Ependyms im Rückenmark der Maus und von Sulzmann (1961) über den Zentralkanal des Hundes.

Die Morphologie und das Verhalten des Reißnerschen Fadens untersuchen Heuschneider (1968) bei der Ratte und Stanka (1968) bei niederen Wirbeltieren.

Material und Methodik

Zur makroskopisch- und mikroskopisch-anatomischen Untersuchung gelangten lediglich männliche Ratten in gutem Ernährungszustand, da Hatai (1908) bei verhalten gefütterten Ratten („stunted group") findet, daß das Gewicht ihres Rückenmarks erheblich hinter dem normal gefütterter Tiere zurückliegt. Zum anderen berichtet Donaldsen (1908), daß das Rückenmark weiblicher Ratten im Durchschnitt um 2% schwerer ist als das der männlichen Artgenossen. Im gleichen Sinne schreibt Clara (1953) beim Menschen: „Ein hoher Stand des Conus medullaris (12. Brust- und 1. Lendenwirbel) wird fast nur bei Männern beobachtet.

Das Körpergewicht der 22 untersuchten Tiere lag zwischen 355 und 465 g. Die Körperlänge schwankte zwischen 420 und 450 mm, wobei auf die Schwanzlänge zwischen 195 und 220 mm entfielen.

Zur Präparation wurden die Tiere mit Äther narkotisiert und durch Eröffnung der beiden Halsschlagadern entblutet. Zum Teil wurden die Ratten frisch präpariert, zum Teil wurden sie in Klotzscher Lösung konserviert. Der Vorteil dieser Lösung liegt in der guten Erhaltung der natürlichen Farbe der Muskulatur und des Knochenmarks und somit einer besseren Sichtbarkeit der dünnen Spinalnervenwurzeln. Zur Eröffnung des Wirbelkanals diente eine spitze Knochenzange. Der nächste Schritt war die dorsomediane Eröffnung des Duraschlauches. Bedingt durch die Feinheit dieses Gewebes gelangen diese Totalpräparationen des Rückenmarks nur an sechs Tieren.

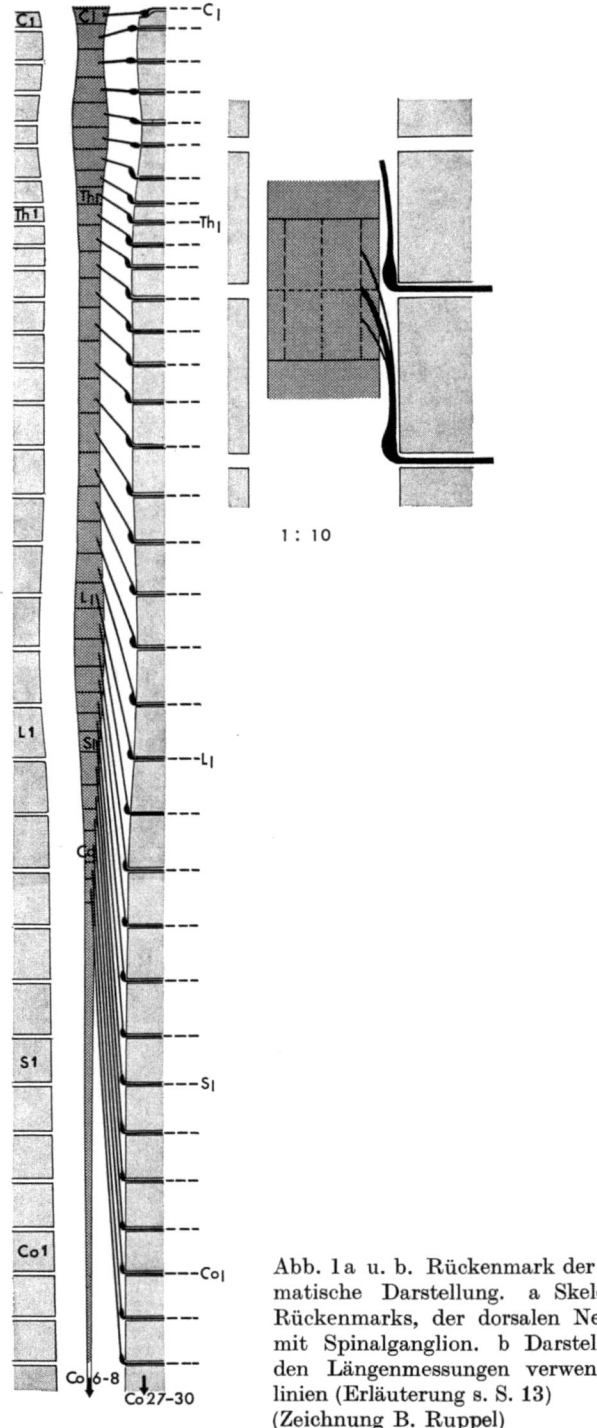

Abb. 1a u. b. Rückenmark der Ratte, schematische Darstellung. a Skeletotopie des Rückenmarks, der dorsalen Nervenwurzeln mit Spinalganglion. b Darstellung der zu den Längenmessungen verwendeten Hilfslinien (Erläuterung s. S. 13) (Zeichnung B. Ruppel)

Segmentmessungen

Die Messungen der einzelnen Segmente wurden mit Hilfe eines spitzen Stechzirkels unter einer Stereolupe durchgeführt.

Die Längenmessungen erfolgten in der Linie, die durch den Austritt der Fila radicularia dorsalia gekennzeichnet ist (Sulcus dorso-lateralis). Zur Festlegung zweier Segmente wurde die Mitte des Abstandes vom Austritt des letzten Fadens des kranialen Segmentes zu dem des ersten des kaudal folgenden Segmentes ermittelt (s. Abb. 16).

Die Breitenmaße der einzelnen Segmente der kranialen Rückenmarkshälfte wurden unmittelbar hinter der Austrittsstelle der Dorsalwurzeln des entsprechenden Segmentes entnommen. In der kaudalen Rückenmarkshälfte wurde als Meßebene die Segmentmitte gewählt (d. h. die Mitte der sagittal austretenden Fila radicularia dorsalia).

Der mikroskopisch-anatomischen Untersuchung liegen die Rückenmarksquerschnitte dreier Ratten zugrunde, die zum Teil in Serie ausgeführt wurden. Die in Paraplast eingebetteten 10 μ dicken Schnitte wurden nach der H.E.-Methode (Romeis, § 703), nach der vereinfachten Nissl-Färbung (Romeis, § 1782), und nach der Luxol-fast-blue-Färbung (Romeis, § 1875) behandelt.

Makroskopisch-anatomische Befunde
Wirbelsäule

Die Wirbelsäule der Ratte senkt sich im Halsbereich in Form einer Lordose und biegt sich in den kaudal folgenden Teilen in einer deutlichen Kyphose nach dorsal durch. Ihr höchster Punkt ist in der normalen Kauerstellung etwa in Höhe des 1. Lendenwirbels zu lokalisieren. Sie besteht im einzelnen aus: 7 Halswirbeln, 13 Brustwirbeln, 6 Lendenwirbeln, 4 Kreuzwirbeln, 27—30 Schwanzwirbeln.

Die 7 *Halswirbel* der untersuchten Tiere sind im Mittel ca. 25 mm lang. Die Durchschnittslänge der einzelnen Halswirbel liegt etwas über 3 mm, wobei der 2. Halswirbel mit 4 mm am längsten ist. Die Breite des Canalis vertebralis beträgt durchschnittlich 4 mm; das größte Lumen befindet sich im 4. Halswirbel mit einem Quermesser von 5 mm. Als Besonderheit besitzt der 6. Halswirbel an seinem Querfortsatz eine nach ventral zeigende und sagittal gestellte Knochenlamelle.

Die Wirbellängen im *Brustteil* (Gesamtlänge: 62 mm) steigen nahezu linear von 2—7 mm an. Der Wirbelkanal ist mit 3,3 mm durchschnittlicher Breite enger als im Halsbereich. Der Dornfortsatz des 2. Brustwirbels überragt die Procc. spinales der übrigen Brustwirbel um das Doppelte.

Die *Lendenwirbelsäule* hat eine Länge von ca. 40 mm, wobei die einzelnen Wirbel alle etwa gleich lang sind (ca. 7 mm). Sie bilden die stärksten Knochen der Wirbelsäule. Die Breite des Wirbelkanals nimmt nach caudal von 3 mm auf 2 mm ab.

Das *Kreuzbein* (Gesamtlänge 23 mm) besteht wie der Lendenteil aus etwa gleich langen Wirbeln. In caudaler Richtung vermindert sich die Breite des Wirbelkanals von 2 mm auf 1,5 mm.

Von den 27—30 *Schwanzwirbeln* sind für die Topographie des Rückenmarks, speziell des Filum terminale, nur die ersten 6—8 Schwanzwirbel von Bedeutung. Die Einzellängen dieser Wirbel steigen von 5,8 mm an Co_1 gleichmäßig bis 8 mm an Co_8 an. Die ersten 3 Schwanzwirbel ähneln in der Form den Lenden- und Kreuzwirbeln; sie besitzen wie diese einen engen Canalis vertebralis. Vom 4. Schwanzwirbel an werden die Fortsätze immer kürzer, ein Wirbelkanal wird nicht mehr angelegt.

Rückenmarkshüllen

Zwischen der knöchernen Wand des Wirbelkanals und dem Rückenmark sind die harte (Pachymenix) und die weiche Rückenmarkshaut (Leptomeninx) als Schutz- und Aufhängeapparat eingelagert.

Pachymeninx (Dura mater). Die Dura mater umscheidet das Rückenmark vom For. occipitale magnum bis in den Schwanzbereich. Als Filum terminale externum (fibrosum) verschmilzt sie mit dem Periost der Dorsalfläche der Wirbelkörper des 6.—8. Schwanzwirbels. Die Dura mater spinalis liegt dem Rückenmark und den Spinalnervenwurzeln als glasklare, zähe Haut straff an. Innerhalb der Lendenwirbel drängen die Dorsal- und Ventralwurzeln die Dura mater von der Oberfläche des Rückenmarks ab. Die mittelbare Berührung des Rückenmarks über die Leptomeninx erfolgt nur im Hals- und Brustbereich.

Die einzelnen Nervenwurzeln durchstoßen den Duraschlauch zumeist in mehreren Öffnungen, die den Querschnitten der Fila radicularia angepaßt sind. Nach dem Durchtritt durch die Wand des Duraschlauches umgibt die harte Rückenmarkshaut jede einzelne Wurzel mit einer Durascheide, die sich sowohl am Spinalganglion als auch am Periost des For. intervertebrale anheftet.

In Sagittalrichtung läßt sich die Dura mater bei der Präparation stumpf spalten, transversal hingegen ist sie nur zu schneiden.

Wenige englumige Blutgefäße durchziehen das Spatium epidurale. Dieser Raum enthält vor allem in der dorsalen Hälfte der Brust- und Kreuzregion Fettgewebe in einer Höhe von 0,3—0,5 mm. Im Hals- und Lendenbereich übersteigt das Spatium epidurale die Höhe von 0,3 mm nicht.

Leptomeninx (Arachnoidea und Pia mater). Nach Eröffnung des Duraschlauches zeigt sich eine feucht schimmernde, farblose Haut: die Arachnoidea spinalis. Sie löst sich bei der Präparation von der Innenfläche der Dura mater und legt sich locker, aber nicht verschieblich der Pia mater an.

Die Pia mater ist makroskopisch lediglich als dunkler Schimmer auf dem weißen Gewebe des Rückenmarks zu erkennen. Vor allem in der dorsalen Medianlinie und am Rande der Dorsalwurzeln sind feine, sagittal gerichtete Blutgefäße zu entdecken. Die Feuchtigkeit der Piaoberfläche weist auf die Füllung des Cavum subarachnoidale mit Liquor cerebrospinalis hin.

Eine regelmäßige Ausbildung der Ligg. denticulata war makroskopisch nicht festzustellen. Nur im Brustteil ziehen zwischen den in weitem Abstand stehenden Spinalwurzeln ein oder zwei Bindegewebszacken von der Pia zur Dura mater.

Segmentlängen

Das Rückenmark hat insgesamt die Form eines nahezu drehrunden, etwa 120 mm langen Stabes. Die Gesamtlängen schwanken bei den untersuchten Tieren zwischen 113 und 125 mm. Dabei ergaben sich keine eindeutigen Beziehungen zwischen Körpergewicht oder Größe des Tieres und der Länge seines Rückenmarks.

Halsmark. Die Gesamtlänge des Halsmarks beträgt durchschnittlich 24 mm (22,7—26,0 mm), mithin ein Fünftel der Gesamtlänge des Rückenmarks. Bei Annahme der kranialen Begrenzung des ersten Halssegments in Höhe des Foramen occipitale magnum ergibt sich für die Länge dieses Segments ein Wert von

2,1 mm. Die Segmentlänge von C_{II} ist mit durchschnittlich 3,2 mm deutlich größer als die des 1. Halssegments. Bis C_{IV} steigen dann die Segmentlängen nur noch wenig an. Bei allen Tieren zeigt sich C_{IV} (durchschnittlich 3,7 mm) als das längste Segment des Halsmarks. Die Segmentlängen von C_V bis C_{VIII} fallen dagegen auf etwa 2,4 mm ab.

Brustmark. Das Brustmark ist ungefähr 530 mm lang und nimmt etwa 45% des Gesamtmarks ein. Es beginnt im ersten Drittel des 7. Halswirbels und reicht bis zum 11. Brustwirbel. Das 1. Brustsegment ist mit 2,7 mm stets etwas länger als das letzte Halssegment. Bis Th_{VIII} steigen die Segmentlängen kontinuierlich bis etwa 5,4 mm an. Damit stellt das 8. Brustsegment auch das längste Segment des gesamten Rückenmarks dar. Von Th_{VIII} bis Th_{XIII} fallen dann die Segmentlängen allmählich bis zu knapp 4 mm am letzten Brustsegment ab.

Lendenmark. Etwa 17% des Rückenmarks werden vom Lendenteil (ca. 20 mm Länge) eingenommen. Im Wirbelkanal endet das Lendenmark am 1. Lendenwirbel. Die Pars lumbalis setzt sich aus sechs Segmenten zusammen, die an L_I mit einer Länge von 3,7 mm beginnen. Die beiden folgenden Segmente nehmen bis zu L_{III} mit 3,7 mm kaum an Länge zu. Die letzten drei Lendensegmente verkürzen sich zu einer mittleren Länge von 2,5 mm an L_{VI}.

Kreuzmark. Die Pars sacralis, bestehend aus vier Segmenten, reicht bis zum 3. Lendenwirbel nach caudal. Mit einer Länge von 12,9 mm, die 11,5% der Gesamtlänge entsprechen, nehmen sie einen relativ großen Teil des Rückenmarks ein. Die beiden ersten Kreuzsegmente zeigen gegenüber den letzten Lendensegmenten einen starken Längenzuwachs. S_{II} ist mit durchschnittlich 4,4 mm das längste Kreuzsegment. Die Abgrenzung der Segmente S_{III} und S_{IV} ist aufgrund des Verhaltens ihrer Dorsalwurzeln außerordentlich schwierig, zum Teil unmöglich. Die Wurzelfäden treten hier ohne sichtbaren Zwischenraum aus und legen sich zudem über eine kurze Strecke unmittelbar aneinander. Bei zwei der untersuchten Tiere war deshalb nur eine gemeinsame Messung dieser beiden Segmente möglich (zusammen ca. 6 mm). Bei den vier anderen Tieren ergibt sich für das 3. Kreuzsegment eine Länge von 3,5 mm und für S_{IV} eine von 2,5 mm.

Schwanzmark. Der Schwanzteil des Rückenmarks ist ca. 9 mm lang (etwa 8,5% der Gesamtlänge). Er reicht vom 3. Lendenwirbel bis zum kranialen Drittel des 4. Lendenwirbels. Aus den selben Gründen wie an S_{III} und S_{IV} lassen sich hier die genauen Abgrenzungen der drei einzelnen Schwanzsegmente nicht objektiv ermitteln.

Segmentbreiten

Halsmark. Das Halsmark der Ratte ist durchschnittlich 4 mm breit. Wie bei den Segmentlängen (Abgrenzung des Rückenmarks nach kranial) ist auch bei den Segmentbreiten das 1. Halssegment nicht im Zusammenhang mit den anderen Halssegmenten zu betrachten. Als conusartige Fortsetzung der Medulla oblongata zeigt C_I noch die relativ große Breite von 4,2 mm. Als Engstelle des Halsmarks ist das 2. Halssegment mit 3,5 mm anzusehen. Anschließend kommt es an C_{III} (3,8 mm), C_{IV} (4,2 mm) und C_V (4,3 mm) deutlich und auch mit dem bloßen Auge sichtbar zur Verbreiterung des Rückenmarks (= kranialer Teil der Intumescentia cervicalis). Am 6. und 7. Halssegment verkleinert sich die Halsanschwellung nur unmerklich (C_{VII} mit 0,4 mm Breite), während am 8. Halssegment mit

Tabelle 1. Segmentlängen in mm

	Tier 1	Tier 2	Tier 3	Tier 4	Tier 5	Tier 6	Mittelwert
C_I	1,9	2,0	2,1	2,0	2,1	2,2	2,1
C_{II}	3,8	3,0	3,1	3,1	3,2	3,1	3,2
C_{III}	4,0	3,9	3,4	3,3	3,3	3,6	3,6
C_{IV}	4,1	3,6	3,8	3,6	3,4	3,8	3,7
C_V	3,2	3,2	3,1	3,1	3,1	3,6	3,2
C_{VI}	3,2	3,0	3,1	2,7	2,9	3,1	3,0
C_{VII}	3,0	2,6	3,0	2,7	2,6	2,9	2,8
C_{VIII}	2,8	2,5	2,4	2,2	2,3	2,4	2,4
Gesamt	26,0	23,8	24,0	22,7	22,9	24,7	24,0
Th_I	3,0	2,8	2,7	2,3	2,5	2,9	2,7
Th_{II}	3,3	3,1	3,2	2,6	2,8	3,1	3,0
Th_{III}	3,5	3,7	3,9	3,1	3,1	3,2	3,4
Th_{IV}	3,8	3,8	4,0	3,2	3,3	3,8	3,7
Th_V	4,1	3,7	4,1	3,3	3,7	4,0	3,8
Th_{VI}	4,9	3,5	4,3	3,9	4,2	4,2	4,2
Th_{VII}	5,2	4,6	5,1	5,1	4,3	5,1	4,9
Th_{VIII}	6,3	4,8	6,2	4,6	5,1	5,5	5,4
Th_{IX}	5,8	4,7	5,0	4,6	4,6	5,3	5,0
Th_X	5,0	4,2	4,2	4,5	4,5	5,0	4,6
Th_{XI}	4,3	4,0	4,9	4,7	4,3	4,9	4,5
Th_{XII}	3,8	3,9	4,9	4,4	4,1	4,6	4,3
Th_{XIII}	3,6	3,5	4,8	4,3	3,9	4,0	4,0
Gesamt	56,6	50,3	57,3	50,6	50,4	55,6	53,5
L_I	3,6	3,6	3,2	3,6	3,9	4,0	3,7
L_{II}	3,6	4,0	3,1	3,9	4,9	4,1	3,9
L_{III}	3,6	3,0	3,5	4,0	4,2	3,8	3,7
L_{IV}	3,1	2,6	3,1	3,2	4,1	3,7	3,3
L_V	2,3	2,2	2,9	3,1	3,1	3,6	2,9
L_{VI}	2,1	2,2	2,1	3,0	2,9	2,9	2,5
Gesamt	18,3	17,6	17,9	20,8	23,1	22,1	20,0
S_I	2,9	2,6	2,4	3,3	2,9	2,4	2,8
S_{II}	5,7	4,0	3,8	5,2	3,9	3,8	4,4
S_{III}	7,1	5,1	2,8	3,9	2,7	2,8	5,7
S_{IV}			2,7	3,1	2,3	1,9	5,7
Gesamt	15,7	11,7	11,7	15,5	11,8	10,9	12,9
Co_I							
Co_{II}	8,2	9,7	10,9	10,1	8,5	9,7	9,5
Co_{III}							
Gesamtlänge	124,8	113,1	121,8	119,7	116,7	123,0	119,0

3,7 mm die allmähliche Abnahme der Anschwellung für die Vorderextremität zu erkennen ist.

Brustmark. Im Durchschnitt beträgt die Breite der Pars thoracalis 3,1 mm. Die beiden ersten Brustsegmente sind aufgrund ihrer Breite (Th$_I$ mit 3,5 mm und Th$_{II}$ mit 3,1 mm) als caudales Ende der Intumescentia cervicalis zu bezeichnen. Die Segmente Th$_{III}$ bis Th$_{XI}$ schwanken in ihrer Breite zwischen 2,9 und 3,1 mm. Am 12. Brustsegment (3,3 mm) und vor allem am 13. (3,5 mm) ist am Querdurchmesser schon deutlich der Beginn der Intumescentia lumbalis zu erkennen.

Lendenmark. Das Lendenmark ist im Mittel 3,6 mm breit. Die Lendenanschwellung des Rückenmarks tritt vornehmlich zwischen L$_I$ (3,8 mm) und L$_{III}$ (3,9 mm) auf. In der 2. Hälfte des Lendenmarks verringert sich die Breite der Intumescentia lumbalis über 3,6 mm an L$_{IV}$ bis zu 2,9 mm am letzten Lendensegment. L$_{VI}$ stellt mit nur 2,9 mm zugleich den Beginn des Conus medullaris dar.

Kreuzmark. Die Pars sacralis hat eine mittlere Breite von 2,1 mm. Der Quermesser der einzelnen Segmente vermindert sich von S$_I$ (2,7 mm) zu S$_{IV}$ (1,7 mm), wodurch eine klare Fortführung des Conus medullaris ersichtlich wird.

Schwanzmark. Die Segmentbreite im Schwanzmark ist durchschnittlich 1,0 mm. Alle drei Schwanzsegmente bilden einen allmählichen Übergang in das Filum terminale. Von Co$_I$ (1,3 mm) bis Co$_{III}$ (0,8 mm) ist eine nahezu gleichförmige Verringerung der Breite zu beobachten.

Beziehung der Segmente zu den zugehörigen Wirbeln und Verlauf der Spinalnervenwurzeln

Die einzelnen Segmente stimmen in ihrer Lage nahezu nie mit der des zugehörigen Wirbels überein. Eine Folge davon ist die unterschiedliche Länge und Richtung ihrer Nervenwurzeln in ihrem Verlauf zum entsprechenden Foramen intervertebrale.

Pars cervicalis. Die beiden Dorsalwurzeln des 1. Halssegmentes ziehen im rechten Winkel vom Rückenmark nach lateral. Da das 2. Halssegment gut 3 mm lang ist und der Atlas mit 2 mm den kürzesten Halswirbel darstellt, müssen die Wurzeln von C$_{II}$ etwa 0,5 mm nach kranio-lateral ziehen, um den Wirbelkanal zwischen Atlas und Epistropheus verlassen zu können. Die Wurzeln von C$_{III}$ bis C$_V$ entfernen sich wie die von C$_I$ im rechten Winkel vom Rückenmark. Die Halssegmente 6 und 7 sind etwa 0,5 mm in cranialer Richtung von den gleichnamigen Zwischenwirbellöchern entfernt; ihre Wurzeln sind somit geringgradig nach kaudal gerichtet. Die Wurzeln des 8. Halssegmentes verlassen den Sulcus dorso-lateralis in schwach kaudaler Richtung rund 1 mm kranial des entsprechenden Foramen intervertebrale.

Pars thoracalis. Die Wurzeln des 1. Brustsegmentes wenden sich nach kaudalem Verlauf von rund 2 mm im Winkel von ca. 45° dem Zwischenwirbelloch zu. An den nun folgenden Nervenwurzeln neigt sich dieser Winkel mehr und mehr der Körperlängsachse zu (Winkel $< 45°$). Die Länge der Radices steigt hingegen nach kaudal hin an. So verlaufen die Wurzeln des 2. Brustspinalnerven schon ca. 3 mm, die des 5. ungefähr 6 mm im Wirbelkanal. 10 mm lang sind die Wurzeln des 10. Thorakalsegments. Das 13. Brustsegment endet im letzten Viertel des 10. Brustwirbels; die gleichnamigen Wurzeln verlassen den Canalis vertebralis nach einem Verlauf von 16 mm.

Tabelle 2. Segmentbreiten in mm

	Tier 1	Tier 2	Tier 3	Tier 4	Tier 5	Tier 6	Mittelwert
C_I	4,1	4,2	4,2	4,0	4,4	4,5	4,2
C_{II}	3,6	3,4	3,7	3,2	3,5	3,4	3,5
C_{III}	4,2	3,9	4,0	3,5	3,7	3,5	3,8
C_{IV}	4,3	4,4	4,2	3,9	4,1	4,2	4,2
C_V	4,1	4,4	4,3	4,6	4,2	4,2	4,3
C_{VI}	4,0	4,1	4,1	4,6	4,2	4,1	4,2
C_{VII}	3,9	4,0	4,0	4,4	3,9	4,0	4,0
C_{VIII}	3,4	3,9	3,7	3,9	3,6	3,8	3,7
Mittl. Breite	4,0	4,0	4,0	4,0	4,0	4,0	4,0
Th_I	3,2	3,6	3,5	3,7	3,2	3,6	3,5
Th_{II}	3,1	3,1	3,2	3,2	2,9	3,1	3,1
Th_{III}	3,1	2,9	3,0	3,0	2,9	3,0	3,0
Th_{IV}	3,1	3,0	2,8	2,9	2,9	2,9	2,9
Th_V	3,0	3,0	2,5	2,8	2,9	2,9	2,9
Th_{VI}	2,9	3,1	2,8	2,8	2,8	2,9	2,9
Th_{VII}	3,0	2,9	2,9	2,9	2,6	2,8	2,9
Th_{VIII}	3,1	2,9	3,0	3,0	2,7	2,9	2,9
Th_{IX}	3,2	3,0	2,9	2,9	2,9	3,1	3,0
Th_X	3,4	3,1	2,9	2,9	3,0	3,1	3,1
Th_{XI}	3,5	3,2	2,9	3,0	3,0	3,2	3,1
Th_{XII}	3,6	3,5	3,0	3,1	3,2	3,5	3,3
Th_{XIII}	3,8	3,7	3,1	3,5	3,3	3,8	3,5
Mittl. Breite	3,2	3,2	3,0	3,1	2,9	3,1	3,1
L_I	4,0	3,5	3,8	3,7	3,7	4,0	3,8
L_{II}	4,0	3,5	3,8	3,7	3,8	4,0	3,8
L_{III}	4,1	3,1	4,1	4,0	3,9	3,9	3,9
L_{IV}	3,9	3,1	3,8	3,3	3,9	3,5	3,6
L_V	3,8	3,0	3,5	3,2	3,8	3,1	3,4
L_{VI}	3,2	3,0	2,8	2,5	3,2	2,6	2,9
Mittl. Breite	3,8	3,2	3,6	3,4	3,7	3,5	3,6
S_I	2,9	2,9	2,5	2,5	2,8	2,3	2,7
S_{II}	2,0	2,2	2,4	2,2	2,4	2,0	2,2
S_{III}	1,6	1,6	2,2	2,0	2,1	1,9	1,9
S_{IV}	1,3	1,3	1,9	1,9	1,9	1,6	1,7
Mittl. Breite	2,0	2,0	2,3	2,2	2,3	2,0	2,1
Co_I	1,0	1,2	1,4	1,3	1,3	1,3	1,3
Co_{II}	0,8	1,1	1,1	1,0	1,1	1,0	1,0
Co_{III}	0,7	1,0	0,8	0,7	1,0	0,8	0,8
Mittl. Breite	0,8	1,1	1,1	1,0	1,1	1,0	1,0

Pars lumbalis. Der Lendenteil des Rückenmarks beginnt am Kaudalende des 10. Brustwirbels und endet im kranialen Drittel des 1. Lendenwirbels. Durch diese enorme Verschiebung des Lendenmarks nach kranial ziehen die Spinalnervenwurzeln im spitzen Winkel vom Rückenmark weg, um dann in sagittaler Richtung dem Zwischenwirbelloch zuzustreben. Die Wurzeln von L_I legen im Wirbelkanal einen Weg von 18,5 mm zurück, während die Wurzeln des 6. Lendensegmentes schon rund 40 mm lang sind.

Pars sacralis. Sie reicht vom 1. Lendenwirbel bis zum Beginn des 3. Lendenwirbels. Der 1. Kreuznerv legt im Wirbelkanal eine Strecke von 45 mm zurück. Die Wurzeln des 4. Kreuznerven müssen etwa 52 mm nach kaudal ziehen, bevor sich die Dorsalwurzel mit der Ventralwurzel vereinigt.

Pars coccygealis. Das Schwanzmark reicht vom 3. Lendenwirbel bis zum ersten Drittel des 4. Lendenwirbels. Der 1. Schwanznerv hat ca. 55 mm lange Wurzeln, während der 3. Schwanznerv mit 59 mm die längsten Wurzeln aller Spinalnerven besitzt. Alle Spinalnervenwurzeln der Pars coccygealis umgeben das Filum terminale und liegen in der Längsachse der Wirbelsäule.

Spinalganglien

Das Spinalganglion von C_I bildet in der Dorsalwurzel ein Knötchen von knapp 1 mm Durchmesser und liegt im engen Foramen alare atlantis. Am 2.—3. Halsnerven sind die Spinalganglien als etwa 1,2 mm dicke Auftreibungen der Dorsalwurzeln zu beobachten. Diese Ganglien liegen an der medialen Öffnung der entsprechenden Foramina intervertebralia.

Im Brustbereich hängen die Spinalganglien als längliche Verdickungen (1,4 mm lang, 1 mm breit) an den nach kaudal ziehenden Dorsalwurzeln. Am peripheren Pol des Ganglions knickt der Spinalnerv unmittelbar nach lateral um und verläßt den Canalis vertebralis durch das zugehörige Zwischenwirbelloch.

Den größten Umfang haben die Spinalganglien der Lumbalnerven (Länge: 1,5 mm, Breite: 1,2 mm). Sie liegen am kranio-medialen Rand des gleichnamigen Foramen intervertebrale.

Die Spinalganglien der Kreuznerven entsprechen in der äußeren Form denen der Lendenwurzeln; sie sind jedoch kürzer und dünner (1,2 mm lang, 0,8 mm breit). Eine flache Knochenrinne, die am Lateralrand der Dorsalfläche des Kreuzwirbelkörpers ausgebildet ist, führt die Dorsalwurzel mit dem Spinalganglion und die Ventralwurzel aus dem Wirbelkanal.

Die Spinalganglien des Schwanzbereiches sind makroskopisch nur noch als geringfügige Verdickungen der Dorsalwurzeln zu erkennen.

Mikroskopisch-anatomische Befunde

Der Beschreibung der Querschnitte der einzelnen Rückenmarkssegmente der Ratte sei zur Erläuterung der in der Folge verwendeten Bezeichnungen eine allgemeine Übersicht vorangestellt (s. S. 20).

Halssegmente

1. Halssegment (C_I)

Der Querschnitt durch das 1l. Halssegment stellt eine liegende Ellipse dar. Das Verhältnis der Breite zur Höhe beträgt 1,4 : 1.

Die weiße Substanz steht zur Substantia grisea in einem Flächenverhältnis von 4 : 1. Der Funiculus dorsalis senkt sich mit seiner ventralen Kuppe zwischen

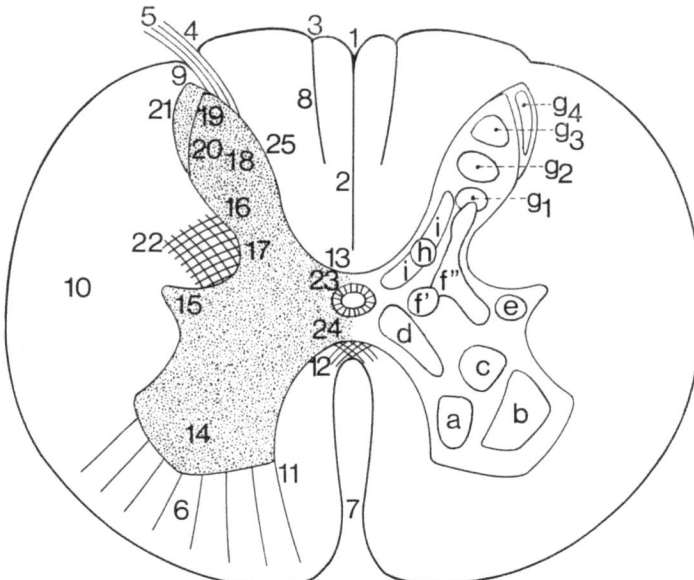

Abb. 2. Schematischer Querschnitt durch das Rückenmark. Links: Darstellung markanter Punkte am Umriß; rechts: der Kerngruppen der grauen Substanz (modifiziert nach Goller, 1958 und 1963)
Markante Punkte am Querschittumriß. *1* Sulcus medianus dorsalis, *2* Septum medianum dorsale, *3* Sulcus intermediodorsalis, *4* Sulcus dorsolateralis, *5* Radix dorsalis, *6* Radix ventralis, *7* Fissura mediana ventralis. *Substantia alba.* *8* Funiculus dorsalis, *9* Zona terminalis (Lissauersche Randzone), *10* Funiculus lateralis, *11* Funiculus ventralis, *12* Commissura alba ventralis (Decussatio), *13* Commissura alba dorsalis. *Substantiv grisea.* *14* Cornu ventrale, *15* Cornu laterale, *16* Cornu dorsale, *17* Collum cornus dorsalis (Isthmus); *18* Caput cornus dorsalis, *19* Apex cornus dorsalis (Crista); *20* Substantia gelatinosa Rolandi, *21* Substantia spongiosa (Marginalzone), *22* Formatio reticularis, *23* Commissura grisea dorsalis, *24* Commissura grisea ventralis, *25* Angulus externus. *Zellgruppen. Cornu ventralis. Wurzelzellen* Nucl. ventralis (große Ventralhornzellen). *a* Nucl. ventralis medialis, *b* Nucl. ventralis lateralis; *Binnenzellen.* *c* Nucl. proprius cornus ventralis, *d* Nucl. cornucommissuralis ventralis. *Pars intermedia.* *e* Nucl. intermedio-lateralis, *f* Nucl. intermedio-medialis, *f'* Pars cervicalis bzw. Pars sacralis, *f"* Tractus cellularum intercornualis. *Cornu dorsalis. Strangzellen.* *g* Nucl. proprius cornus dorsalis, g_1 Pars basalis, g_2 Pars centralis, g_3 Pars apicalis, g_4 Pars marginalis, *h* Nucl. dorsalis (Stilling-Clarkesche Säule). *Binnenzellen.* *i* Nucl. cornucommissuralis dorsalis. (Zeichnung: B. Ruppel)

die beiden Dorsalhörner. Diese ventrale Kuppe des Dorsalstrangs enthält dichte Nervenfaseranschnitte (Durchmesser etwa 2 μm), die sowohl in der Luxol-fast-blue-Färbung als auch in der H. E.-Färbung zu erkennen sind. Um in den folgenden Abschnitten Umschreibungen zu vermeiden, wird dieser Teil des Dorsalstrangs schon hier als „Pyramidenbahn" oder „Tractus corticospinalis" bezeichnet. Die Gründe für diese Bezeichnung sind in der Diskussion der Befunde behandelt. Als Verbindung des Dorsalstrangs zum breiten Ventrolateralstrang besteht eine etwa 300 μ starke Zona terminalis.

Das Ventralhorn zeigt mit seinem spitzen Ende wie ein Keil zum ventralen Querschnittsrand. Die Basis des Ventralhorns und die seitlich nicht hervortretende Pars intermedia liegen in der medialen Hälfte des Querschnitts. Eine mächtige, nach lateral unter den Dorsalhornkopf ragende Formatio reticularis verengt die Basis des Dorsalhorns zum Collum cornus dorsalis. Der ausladende Kopf des Dorsalhorns besitzt allein etwa die dreifache Größe des Ventralhorns.

Der Zentralkanal des 1. Halssegments zeigt sich im Schnittbild als vertikale Öffnung des Gewebes. Dorsal des Ependyms liegt eine etwa 170 μ breite graue Commissur, während die ventrale graue Verbindung nur ein Zehntel davon an Breite mißt. Deutlich angefärbte Nervenfasern ziehen von der ca. 0,5 mm starken Commissura alba (Decussatio) in die Richtung der Dorsalhörner.

Zellbild. Im Ventralhorn zeigen sich durchschnittlich 15 große Ventralhornzellen (⌀ 45 μ), die zumeist an seinem medialen Rand zu finden sind. Der Übergang zu den Zellen der Pars intermedia wird von zahlreichen kleinen Zellen (⌀ ca. 15 μ) des Nucl. proprius gebildet. Im Seitenhorn liegen viele mittelgroße Zellen (⌀ 20—25 μ). Eine Abgrenzung ist innerhalb dieser Zellgruppe nicht gegeben; eine exakte Zuordnung zum Nucl. intermedio-medialis bzw. zum Eigenkern des Dorsalhorns ist deshalb rein morphologisch hier nicht möglich.

Das gesamte Dorsalhorn ist von kleinen bis mittelgroßen Zellen (⌀ 15—20 μ) besetzt, die gemäß ihrer Lokalisation in eine Pars basalis, Pars centralis und Pars apicalis zu gliedern sind. Lediglich die schmale Substantia gelatinosa Rolandi besitzt ausschließlich kleine Neurocyten (⌀ bis 15 μ). Eine Pars marginalis des Eigenkerns ist nicht zu beobachten. Am medialen Rand des Dorsalhorns sind 3 bis

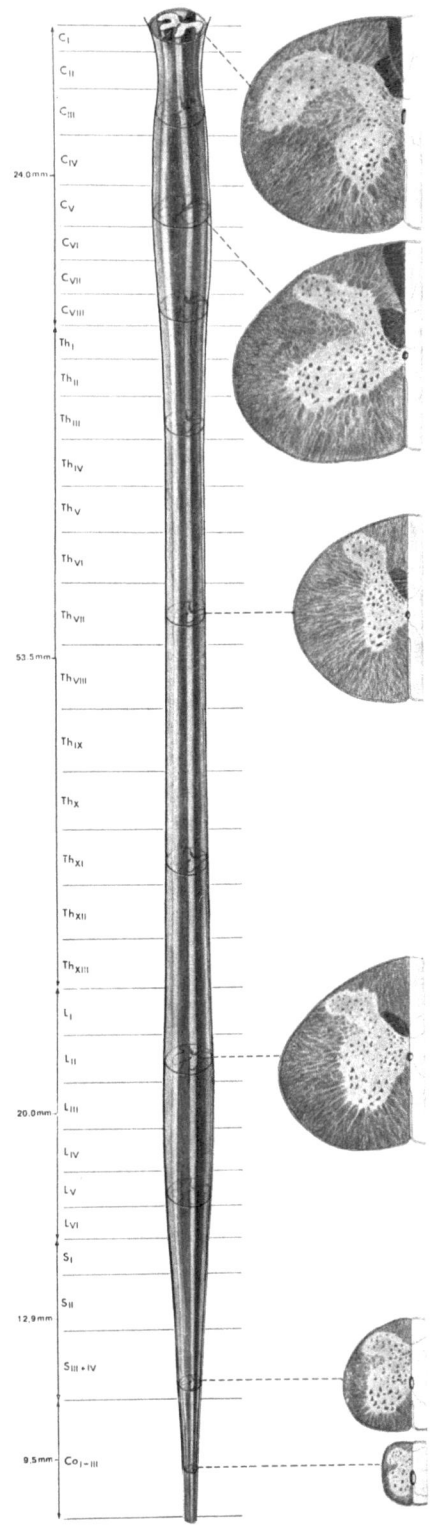

Abb. 3. Rückenmark der Ratte. Plastische Rekonstruktion der Rückenmarksform und des Umrisses der grauen Säule (Ansicht von ventrolateral). Rechts: Darstellung einiger charakteristischer Segmentquerschnitte
(Zeichnung: B. Ruppel)

6 langgestreckte Zellen (∅ ca. 25 μ) des Nucl. cornucommissuralis dorsalis zur grauen Commissur hin gerichtet.

Die meist runden Zellkerne des Ependyms färben sich in jeder der durchgeführten Färbemethoden dunkel an. Das Ependym wird peripher von einer bandartigen, nur etwa 15 μ breiten Substantia gelatinosa centralis umgeben.

2. und 3. Halssegment (C_{II} und C_{III})

Die Querschnittsbilder der 2. und 3. Halssegmente zeigen eine mehr rechteckige Form, deren Breite zur Höhe sich ungefähr wie 1,3 : 1 in C_{II} und wie 1,2 : 1 in C_{III} verhält.

Das Flächenverhältnis der Substantia alba zur grauen Substanz beträgt knapp 4 : 1. Im Funiculus dorsalis ist ein schmaler, dreieckiger, faserdichter Strang (Fasciculus gracilis, Gollscher Strang) zu erkennen, dessen ventrale Spitze die halbe Höhe des Dorsalstrangs erreicht. Den Winkel zwischen den beiden Dorsalhörnern belegt der Tractus corticospinalis, der hier ein Viertel des Dorsalstranges einnimmt. Die Zona terminalis bildet eine nur 20 μ breite Verbindung zum Funiculus ventrolateralis. Dieser umgibt als breites Band das Ventralhorn.

Die graue Substanz zeigt die bekannte Schmetterlingsform, jedoch sind die Dorsalhörner rund doppelt so groß wie die kurzen und keilförmigen Ventralhörner. Das nach ventrolateral zeigende Ende des Ventralhorns ist im 2. Halssegment etwa ein Viertel der Querschnittshöhe vom Ventralrand des Rückenmarks entfernt. In C_{III} erreicht es das ventrale Drittel des Querschnitts. Ohne einen lateralen Einschnitt oder eine sichtbare Grenze geht das Ventralhorn in die Pars intermedia und diese wiederum in die kurze Basis des Dorsalhorn über. Durch eine tief ins Dorsalhorn eingreifende Formatio reticularis ist das Caput cornus dorsalis nur durch einen dünnen Dorsalhornhals ($^1/_5$ der Breite der Formatio reticularis) mit der Basis verbunden. Nahezu die gesamte laterale Hälfte des dorsalen Quadranten wird durch das starke, nach laterodorsal gerichtete Caput eingenommen, das noch mit einem deutlichen Angulus nach medial ragt.

Das Schnittbild des Zentralkanals, in beiden Segmenten über der mittleren Horizontalen gelegen, bildet einen querovalen Spalt. Die dorsale und die ventrale Commissur sind ungefähr gleich stark. Die Decussatio übertrifft die beiden grauen Verbindungen etwas in ihrer Höhe.

Zellbild. Die großen Ventralhornzellen bilden im 2. Halssegment ein 8—14 Zellen (∅ 35—50 μ) starkes Paket am freien Rand des Ventralhorns. In C_{III} verteilen sich dieselben Zellen auf das ventrale Drittel dieses Horns, wobei sich ihre Zahl etwas erhöht (im Durchschnitt 15 Zellen). In einigen Querschnitten des 3. Halssegments ist eine auffallende Teilung in eine mediale und eine laterale Gruppe zu beobachten. Die kleinen Zellen (∅ ca. 15 μ) des Nucl. proprius des Ventralhorns grenzen an eine Gruppe von etwa 15 mittelgroßen Zellen (∅ rund 20 μ), die genau in der Mitte der Pars intermedia liegen (Nucl. intermedio-medialis).

Das gesamte Dorsalhorn ist von 15—20 μ großen Zellen des Eigenkern des Cornu dorsale besetzt. Am dorsomedialen Rand des Dorsalhorns und in der dorsalen grauen Commissur zeigen sich in allen Schnitten die langgestreckten, etwa 20 μ großen Zellen des Nucl. cornucommissuralis dorsalis. Die kleinen Nervenzellen in den grauen Commissuren liegen den Ependymzellen so dicht an, daß es nicht zur Ausbildung einer Substantia gelatinosa centralis kommt.

4., 5. und 6. Halssegment (C_{IV}, C_V und C_{VI})

Die Breite dieser Segmente ist deutlich größer als ihre Höhe (an C_{IV} 1,3 : 1; an C_V 1,35 : 1; an C_{VI} 1,5 : 1).

Die Fläche der weißen Substanz verhält sich zur grauen wie 3 : 1. Im Dorsalstrang sind zwei Faserverdichtungen zu beobachten: als spitzwinkliges Dreieck reicht der Fasciculus gracilis vom Dorsalrand bis zum halbmondförmigen Pyramidenstrang im Winkel der beiden Dorsalhörner. Der durch ausgerichtete Nervenfaseranschnitte und Gliazellen radiär gestreift erscheinende Ventrolateralstrang ist in der Medianen nur durch eine wenige μ breite Fissura mediana ventralis geteilt.

In der grauen Substanz übertrifft der Umfang der Ventralhörner nun eindeutig den der Dorsalhörner. Im 4. und 5. Halssegment greifen laterodorsale und lateroventrale Ecken des Ventralhorns in die weiße Substanz ein; an C_{VI} tritt zusätzlich eine medioventrale Ecke auf. Die Pars intermedia zieht sich gegenüber dem Ventralhorn in der Breite etwas zurück. Dorsal davon schnürt eine keilförmige Formatio reticularis das Dorsalhorn um mehr als die Hälfte zum Collum ein. Durch einen starken Angulus externus wendet sich das Caput cornus dorsalis nach dorsolateral.

Als querovaler oder schräg gestellter Spalt liegt der Zentralkanal etwa in der Querschnittsmitte oder nur wenig darüber. Die beiden Rückenmarkshälften werden durch eine dorsale graue Commissur verbunden, die ebenso stark ist wie die ventrale. Die deutliche Decussatio erreicht die Gesamthöhe der beiden grauen Commissuren.

Zellbild. Die breiten Ventralhörner enthalten zwei umfangreiche Gruppen großer Ventralhornzellen. Die laterale Abteilung mit 13—20 großen Neurocyten (⌀ 40—45 μ) liegt etwas lateroventral, während die 10—12 Zellen starke mediale Gruppe leicht am Medialrand des Ventralhorns aufsteigt. In der Pars intermedia liegen rund 50 mittelgroße Zellen (⌀ rund 25 μ), die zum Eigenkern des Ventralhorns, zum Tractus cellularum intercornualis und zum Eigenkern des Dorsalhorns gehören, jedoch histologisch nicht zu trennen sind.

Die zahlreichen Zellen des Nucl. proprius des Dorsalhorns stehen in unregelmäßigen Abständen voneinander. Sie sind im Anschnitt von länglicher Form und mittlerer Größe (⌀ etwa 20—25 μ). Wie in allen Schnitten durch das Rückenmark erreichen die Nervenzellen der Substantia gelatinosa Rolandi im Höchstfalle eine Größe von 25 μ. Nur maximal 20 μ groß sind die langgestreckten nach medioventral ausgerichteten Zellen des Nucl. cornucommissuralis dorsalis. Die kubischen Ependymzellen des Zentralkanals werden von der rund 25 μ breiten, wenig angefärbten Substantia gelatinosa centralis umgeben.

7. und 8. Halssegment (C_{VII} und C_{VIII})

Wie an C_{VI} verhält sich an C_{VII} und C_{VIII} die Breite zur Höhe wie 1,5 : 1. Der Querschnitt bildet demnach eine querliegende Ellipse.

Die Grundfläche der weißen Substanz steht zur Fläche der grauen Substanz in einem Verhältnis von 3 : 1. Der breite Dorsalstrang enthält zwei Faserverdichtungen: dorsal den Gollschen Strang und ventral den Pyramidenstrang. Der gestreift aussehende Ventrolateralstrang besitzt in der Querschnittsmitte seine größte Breite.

Das Ventralhorn gleicht einem abgerundeten Dreieck. Um $^1/_4$ ihrer Breite überragt die Pars intermedia das Cornu ventrale. Die Formatio reticularis grenzt nach ventral das Seitenhorn ab und vermindert das Dorsalhorn um zwei Drittel seiner Breite zum Collum cornus dorsalis. Der Kopf des Dorsalhorns bildet medial einen Angulus externus aus und zieht dann schräg nach laterodorsal zur engen Zona terminalis.

Etwas dorsal der Querschnittsmitte liegt der fast runde Querschnitt des Canalis centralis. Wiederum sind die dorsale und die ventrale graue Commissur gleich hoch. Zusammen besitzen beide die Stärke der Commissura alba.

Zellbild. In den beiden letzten Halssegmenten gliedert sich das Kerngebiet der großen Ventralhornzellen in eine mediale und eine laterale Abteilung. In nahezu allen Schnitten stellt die laterale Gruppe mit etwa 15 großen Zellen (⌀ 40—45 μ) die stärkere Abteilung gegenüber den 7—8 Zellen gleicher Größe der medialen Gruppe dar. Die Pars intermedia trägt in ihrer gesamten Breite mittelgroße Zellen (⌀ ca. 20 μ), die gemäß ihrer Lage als Tractus cellularum intercornualis zu bezeichnen sind. Im ventralen und im dorsalen Teil der Pars intermedia sind diese Zellen jedoch von den Eigenkernen des Ventral- bzw. Dorsalhorns morphologisch nicht zu trennen. Auch die Abgrenzung eines Nucl. intermedio-lateralis im normalen Querschnitt des 8. Halssegments ist nicht möglich.

Der Eigenkern des Dorsalhorns wird von der Basis bis zum Caput von vielen mittelgroßen, ovalen Zellen (⌀ etwa 20 μ) verkörpert. In der Apex und in der Substantia gelatinosa bleiben diese Zellen unter einem Durchmesser von 15 μ. Ein Nucl. dorsalis ist in diesem Rückenmarksabschnitt nicht zu beobachten. Am Medialrand des Dorsalhorns ziehen wie in jedem Segment zahlreiche, längliche, mittelgroße Zellen (⌀ 15—20 μ) als Nucl. cornu-commissuralis dorsalis zur Querschnittsmitte. Die Ependymzellen sind durch die unmittelbare Nachbarschaft kleiner Nervenzellen von keiner Substantia gelatinosa centralis umgeben.

Brustsegmente

1. und 2. Brustsegment (Th_I und Th_{II})

Der Transversalschnitt der beiden ersten Brustsegmente weist querovale Form auf, deren Breiten sich zu den Höhen wie 1,3 : 1 verhalten.

Die Fläche der weißen Substanz ist 3mal größer als die der grauen. Das ventrale Drittel des fast die Querschnittsmitte erreichenden Dorsalstrangs hebt sich durch die dunkle Anfärbung der Pyramidenbahn vom dorsalen, helleren Teil ab. Eine enge Zona terminalis führt lateral des Dorsalhorns zum radiär gestreiften Ventrolateralstrang über.

Die kurzen und schmalen Ventralhörner schließen mit einem spitzen, freien Ende ab. Da die Pars intermedia um ein Drittel ihrer Breite nach lateral überragt, ist sie schon am Umriß vom Ventralhorn zu trennen. In der dorsalen Querschnittshälfte liegend, wird die Formatio reticularis nun kleiner und engt das Dorsalhorn um etwa ein Drittel seiner Breite zum Collum ein. Zusätzlich ist der Kopf dieses Horns schmaler geworden. Sein Angulus externus erscheint nicht mehr so ausgeprägt wie in den Halssegmenten, und somit richtet sich das gesamte Dorsalhorn mehr nach dorsal aus.

Genau im Zentrum des Rückenmarksquerschnitts befindet sich der Zentralkanal als vertikaler Spalt. Die grauen Commissuren und die weiße Decussatio bilden hier nur sehr enge Verbindungen der Rückenmarkshälften.

Zellbild. Nur fünf bis sechs große Zellen ($\emptyset$ 35—40 μ) stellen im spitzen Ende des Ventralhorns den ungegliederten Nucl. ventralis dar. Am Übergang zur Pars intermedia beherrschen kleine verstreut liegende Nervenzellen ($\emptyset$ 15—20 μ) das Bild (Nucl. proprius des Ventralhorns, Nucl. cornu-commissuralis ventralis). Zum ersten Mal tritt hier ein Nucl. intermedio-lateralis auf, dessen sechs bis acht mittelgroße Zellen ($\emptyset$ rund 20 μ) unterschiedliche Gestalt aufweisen. Sie erstrecken sich bis zum seitlichen Rand des Cornu laterale.

Der Eigenkern des Dorsalhorns wird in der Basis durch mittelgroße längliche Zellen ($\emptyset$ ca. 25 μ) repräsentiert, im Caput cornus dorsalis und in der Substantia reticularis hingegen erreichen diese Zellen im Durchschnitt maximal 15 μ. Am dorsomedialen Rand des Dorsalhorns ziehen viele kleine Nervenzellen ($\emptyset$ unter 12 μ) in zwei oder drei Reihen ausgerichtet als Nucl. cornu-commissuralis dorsalis zur grauen Commissur. 5—6 mittelgroße, langgestreckte Neurocyten ($\emptyset$ 25—30 μ) stellen den deutlichen Nucl. dorsalis (Stilling-Clarke) dar, der jedoch in keinem Fall den Rand des Dorsalhorns nach medial vorwölbt.

Das Ependym des Zentralkanals ist von vielen kleinen Nervenzellen so eng umlagert, daß keine Substantia gelatinosa centralis zu erkennen ist.

3. bis 7. Brustsegment (Th_{III} bis Th_{VII})

In diesen Segmenten bleibt das Rückenmark queroval (Höhe zur Breite wie 1,3:1), wobei sich die Querschnitte von Th_{VI} und Th_{VII} etwas mehr abrunden (1,25:1).

Das Flächenverhältnis der weißen zur grauen Substanz ergibt weiterhin die Größen 3:1. Der Dorsalstrang beginnt breitflächig am Dorsalrand des Rückenmarks und wird ventral davon durch die Dorsalhörner von lateral eingeengt. In diesem schmalen Teil des Funiculus dorsalis ist deutlich der faserdichte Tractus corticospinalis zu erkennen. Die graue Substanz wird vom breiten Ventrolateralstrang umlagert, der allein drei Fünftel der gesamten Querschnittsfläche einnimmt.

Die Substantia grisea liegt mit Ausnahme der Apex cornus dorsalis im mittleren Drittel des Querschnitts. Das kurze, stumpf endende Ventralhorn verbreitert sich in der Querschnittsmitte nur wenig zur Pars intermedia. Saumartig legt sich die Formatio reticularis von lateral an die Basis des Dorsalhorns. Fast senkrecht ziehen diese Hörner nach dorsal. Nur ihre Köpfe, die von Th_{III} nach Th_{VII} allmählich an Stärke abnehmen, wenden sich nach lateral.

Als hochovaler Spalt liegt der Zentralkanal in allen hier beschriebenen Segmenten in der Mitte des Querschnitts. Auffallend ist die starke Zunahme der Commissura grisea dorsalis. In Th_{III} besitzt sie rund die doppelte Höhe der ventralen grauen Kommissur, in Th_{VII} hingegen erreicht sie die fünffache Höhe. Eine ähnliche Stärkenzunahme ist an der Decussatio zu beobachten.

Zellbild. Die Verteilung der Zellen in diesen Segmenten ändert sich gegenüber den bisher besprochenen kaum. Große Nervenzellen belegen das gesamte, relativ kleine Ventralhorn. In einigen Schnitten ist eine mediale und eine laterale

Abteilung dieses Kerngebietes zu unterscheiden. In den anderen besetzen sie auch das Zentrum des Ventralhorns, was eine klare Trennung dieser ohnehin morphologisch einheitlichen Zellen unmöglich macht. Am Übergang zur Pars intermedia sind mehrere kleine Zellen (ø ca. 20 μ) des Nucl. proprius cornus ventralis zu erkennen. Auch in der Pars intermedia selbst befindet sich eine auffallend große Anzahl von Nervenzellen. Ein Teil davon (ca. 15 Zellen) hebt sich in der Luxol-fast-blue-Färbung durch helles Aussehen und die großen Kerne als Nucl. intermedio-lateralis ab. Innerhalb der vielen anderen kleinen bis mittelgroßen Zellen der Pars intermedia sind morphologisch keine Unterschiede festzulegen, weshalb sie hier insgesamt als Tractus cellularum intercornualis bezeichnet werden.

Das gesamte Dorsalhorn ist von kleinen bis mittelgroßen Zellen des Eigenkerns besetzt, wobei die Größe der Zellen von der Basis zur Apex hin abnimmt. Drei bis fünf mittelgroße Zellen (ø 25—30 μ) repräsentieren am ventromedialen Rand des Dorsalhorns den Nucl. dorsalis. Dazwischen liegen die kleinen Zellen des Nucl. cornucommissuralis dorsalis. Die relativ großen, dunklen Kerne des einreihigen Ependyms werden von nur wenig Cytoplasma voneinander getrennt und ordnen sich deshalb scheinbar lückenlos um den Zentralkanal.

8. bis 10. Brustsegment (Th_{VIII} bis Th_X)

Der Rückenmarksumriß behält auch in diesen Segmenten die querovale Form bei (Breite:Höhe wie 1,25:1).

Die Fläche der Substantia alba steht zu der der grauen Substanz in einem Verhältnis von 3:1. In der ventralen Kuppe des Funiculus dorsalis ist der Pyramidenstrang zu beobachten. Dieser faserdichte Strang wird jedoch im Querschnitt mit absteigender Segmenthöhe flacher und legt sich dabei mehr dem Medialrand der Dorsalhörner an. Breitflächig und radiär gestreift umgibt der Ventrolateralrand die freie Substanz.

In diesen Segmenten ist die graue Substanz nur im mittleren Querschnittsdrittel entwickelt. Das kurze, stumpf endende Ventralhorn verbreitert sich dorsal zu einer starken Pars intermedia, die ohne Grenze in die Basis des Dorsalhorns übergeht. Eine schmale Formatio reticularis engt den Dorsalhornhals kaum noch ein, so daß das Caput cornus dorsalis nur etwa ein Viertel breiter ist als sein Collum.

Als hochovaler Spalt ist der Zentralkanal in diesen Segmenten etwas ventral der Mitte des Querschnitts zu finden. Die Commissura grisea dorsalis besitzt die fünffache Stärke der ventralen. Die Gesamthöhe der beiden grauen Commissuren entspricht in etwa der der Decussatio.

Zellbild. Das gesamte Ventralhorn enthält große Nervenzellen (ø ca. 40 μ). Zwischen diese Zellen drängen sich vor allem im dorsalen Bereich kleine bis mittelgroße Neurocyten (ø rund 20 μ) des Eigenkerns des Vorderhorns. Am Lateralrand der Pars intermedia ist der Nucl. intermedio-lateralis mit durchschnittlich zehn etwa 25 μ großen, ovalen Zellen zu finden.

Der Nucl. proprius cornus dorsalis durchzieht mit vielen mittelgroßen Zellen das gesamte Horn. In der Substantia gelatinosa Rolandi sind diese Zellen maximal 15 μ groß, während sie in den anderen Teilen des Dorsalhorns eine Größe bis zu

25 μ erreichen können. Der Nucl. dorsalis ist jeweils durch eine oder zwei mittelgroße, ovale Zellen (∅ etwa 25 μ) vertreten, die von vielen kleinen, zur dorsalen Commissur gerichteten Zellen des Nucl. cornucommissuralis dorsalis umrahmt sind. Um die kleinen, engstehenden Ependymzellen ist keine Substantia gelatinosa centralis ausgebildet, da kleine Nervenzellen das Ependym peripher eng umlagern.

11. bis 13. Brustsegment (Th_{XI} bis $_{XIII}$)

In diesen Segmenten rundet sich der Querschnittsumriß mehr und mehr ab. Im 11. Brustsegment verhält sich die Breite zur Höhe noch wie 1,2 : 1, im 12. und 13. Brustsegment schon wie 1,1 : 1.

Auch das Verhältnis der weißen zur grauen Substanz sinkt von 3 : 1 in Th_{XI} zu 3 : 2 in Th_{XIII} ab. Der Dorsalstrang wird in seinem Mittelteil schmaler, und sein faserdichter ventraler Teil (Pyramidenstrang) legt sich dem Medialrand des Dorsalhorns an. Während die Stärke des Funiculus lateralis vor allem in seinem ventralen Teil gleich bleibt, vermindert sich die Fläche des Ventrolateralstrangs deutlich zwischen den Medialrändern der Ventralhörner.

In der grauen Substanz nimmt der Umfang der Ventralhörner geringfügig zu. Eine deutliche Flächenzunahme von Th_{XI} nach Th_{XIII} erfährt die Pars intermedia. Desgleichen vergrößert sich die Fläche der Formatio reticularis, und der Dorsalhornhals wird dadurch scheinbar dünner. Da jedoch das Caput cornus dorsalis sich zunehmend verbreitert, ist eine allgemeine Zunahme der grauen Substanz und auch des Collum cornus dorsalis festzustellen.

Der Canalis centralis stellt in jedem der drei Segmente einen hochovalen Spalt dar. Die dorsale graue Commissur ist fünfmal stärker als die ventrale. Beide grauen Verbindungen werden in ihrer Gesamthöhe jedoch von der Decussatio geringfügig übertroffen.

Zellbild. Eine Einteilung der großen Ventralhornzellen in eine mediale und eine laterale Gruppe ist nur schwer möglich, da das runde, freie Ende des Ventralhorns in seiner gesamten Ausdehnung etwa 20 Nervenzellen (∅ 30—40 μ) enthält, die sich in ihrem Verbreitungsgebiet willkürlich verteilen. Der Nucl. intermediolateralis wird von sechs bis acht etwa 25 μ großen, hellen Zellen repräsentiert. Medial davon liegen etwa fünf bis sieben runde, ca. 20 μ breite Zellen, die ihrer Lage gemäß als Nucl. intermedio-medialis zu bezeichnen sind. Zwischen diesen beiden Kerngebieten sind kleine Zellen des Nucl. proprius des Ventralhorns verstreut.

Der Eigenkern des Dorsalhorns bildet im Bereich der Basis und des Halses mittelgroße Nervenzellen (∅ 18—25 μ) aus. Auch die Substantia gelatinosa enthält kleine, runde Nervenzellen (∅ ca. 15 μ), während Marginalzellen nicht zu beobachten sind. In allen Schnitten durch diese Segmente zeigt sich der Nucl. dorsalis mit zwei bis vier etwa 20 μ großen, stark angefärbten Zellen, die auch hier den Medialrand des Dorsalhorns nie vorwölben. In der dorsalen Commissur verbinden zwei bis fünf Zellen (∅ 12—15 μ) als Nucl. cornucommissuralis dorsalis die beiden Dorsalhörner. Die dicht gedrängten Ependymzellen sind nicht von einer Substantia gelatinosa centralis unterlagert. Schon im Abstand von 5 μ sind kleine Nervenzellen zu finden, die gemäß ihrer Lage als Verbindungszellen (Nucl. cornucommissuralis ventralis) zu bezeichnen sind.

Lendensegmente

1. und 2. Lendensegment (L_I und L_{II})

In den beiden ersten Lendensegmenten nimmt die Querschnittsbreite stark zu. Sie verhält sich zur Höhe wie 1,5:1.

Die weiße Substanz übertrifft die graue an Fläche in einem Verhältnis von 3:2. In dem nicht mehr so hohen Dorsalstrang wird vor allem der ventral gelegene, faserdichte Pyramidenstrang schwächer. Gegenüber den letzten Brustsegmenten behält der Ventralstrang seine Breite bei; nur der Funiculus lateralis wird medial von der grauen Substanz stark eingeengt.

Die Ventralhörner, die etwa 60% der Fläche der grauen Substanz beinhalten, zeigen hier zum ersten Mal eine lateroventrale und eine laterodorsale Ausbuchtung. Die Pars intermedia läßt sich nach ventral nicht abgrenzen. Dorsal jedoch engt die Formatio reticularis das Dorsalhorn um die Hälfte ein (Collum cornus dorsalis). Das Caput wendet sich an seinem starken Angulus externus fast waagrecht nach lateral.

Der nahezu runde Zentralkanal (Breite zu Höhe wie 1:1,3) liegt etwas dorsal der Querschnittsmitte. Die dorsale graue Commissur übertrifft die ventrale um das Vierfache. Eine den grauen Commissuren gleich starke Decussatio verbindet die beiden Ventralstränge.

Zellbild. Der freistehende Teil des Ventralhorns ist durch die großen Zellen des Nucl. ventralis besetzt, dessen laterale Gruppe aus fünf bis sieben, dessen mediale Abteilung aus acht bis zehn großen, polygonalen Zellen ($\varnothing$ 35—50 μ) besteht. Beide Abteilungen sind vor allem in ihrem dorsalen Teil nicht immer deutlich voneinander zu trennen. Etwa zehn bis zwölf 20—25 μ große Zellen, die regelmäßig auf den lateralen Teil des Seitenhorns verteilt sind, sind als Nucl. intermedio-lateralis anzusprechen. In der Pars intermedia, aber dem Zentralkanal benachbart, drängen sich etwa zehn 25—30 μ große Zellen zum Nucl. intermedio-medialis zusammen. Zwischen diesen beiden Kernen liegen in der Pars intermedia und etwas ventral davon kleine Nervenzellen ($\varnothing$ 12—15 μ) des Nucl. proprius des Ventralhorns.

Im gesamten Dorsalhorn sind die mittelgroßen ($\varnothing$ 20—25 μ) Zellen des Eigenkerns willkürlich verstreut. Lediglich in der kaum angefärbten Substantia gelatinosa Rolandi fehlen sie. An ihrer Stelle befinden sich wenige, nur etwa 10 μ große Neurocyten, die schwer von den 6—8 μ messenden Gliazellkernen zu unterscheiden sind. Deutlich erkennbar ist jedoch am ventromedialen Rand des Dorsalhorns der Nucl. dorsalis, bestehend aus etwa fünf dreieckigen, ca. 25 μ großen Zellen. Ventral davon zieht der Nucl. cornucommissuralis dorsalis mit langgestreckten, 15—20 μ großen Nervenzellen zur dorsalen Commissur. Die dicht gedrängt liegenden Kerne der Ependymzellen umlagern das Lumen des Zentralkanals ein- oder zweireihig.

3. und 4. Lendensegment (L_{III} und L_{IV})

Die Querschnitte der 3. und 4. Lendensegmente stellen querliegende Ellipsen dar, deren Breiten zu ihren Höhen sich wie 1,4:1 verhalten.

Nur etwa die Hälfte der Grundfläche ist noch von der weißen Substanz belegt. Die Breite des Dorsalstrangs verringert sich allmählich nach kaudal (in L_{IV}

nur noch ein Zehntel der Segmentbreite). Der Tractus corticospinalis im ventralen Teil des Dorsalstrangs verliert stark an Deutlichkeit. Der Ventrolateralstrang bildet einen nur etwa 0,8 mm breiten Rand um die graue Substanz.

Das Ventralhorn liegt zusammen mit der Pars intermedia wie ein breites Blatt in der Mitte der Rückenmarkshälfte. Eine schmale, spitzwinklige Formatio reticularis, über der Höhe des Zentralkanals gelegen, trennt den kurzen Hals des Dorsalhorns vom Lateralhorn. Der Kopf des Dorsalhorns biegt kurz vor dem dorsalen Querschnittsrand waagrecht nach lateral ab.

Auch in diesen beiden Segmenten liegt der hochovale Zentralkanal knapp dorsal der Mittellinie. Die Commissura grisea dorsalis ist dreimal höher als die ventrale graue Commissur und besitzt etwa die Stärke der Decussatio.

Zellbild. Der lateralen und medialen Gruppe des Nucl. ventralis, bestehend aus je etwa 8—10 großen Nervenzellen (⌀ 35—40 μ), ist auch eine zentrale Abteilung, die etwas weiter dorsal liegt, mit ca. zehn Zellen beigefügt. Im Seitenhorn sind sechs bis sieben Zellen (⌀ 25 μ) als Nucl. intermedio-lateralis zu bezeichnen, während der Nucl. intermedio-medialis in den Präparaten nur inkonstant als kleine Gruppe von fünf bis sieben Zellen auftritt. Zwischen den bisher genannten Kerngruppen sind die kleinen Zellen des Nucl. proprius ventralis verstreut.

Im Dorsalhorn ändert sich gegenüber den beiden ersten Lendensegmenten nur wenig. Die Pars apicalis des Eigenkerns ist jetzt stärker betont: viele ca. 15—20 μ große Nervenzellen sind am Rande zur hellen Substantia gelatinosa hin zu beobachten. Zum anderen ist der Nucl. dorsalis nicht mehr nachzuweisen. Die ovalen Zellkerne der Ependymzellen stehen meist einreihig mit ihren Längsachsen zum Lumen des Zentralkanals gerichtet. Sie werden von einer etwa 50 μ breiten, nervenzellfreien Substantia gelatinosa centralis umgeben.

5. und 6. Lendensegment (L_V und L_{VI})

Der Umriß der Querschnitte dieser Lendensegmente bleibt queroval (Breite zu Höhe wie 1,4 : 1). Der Querschnittsrand wird vom Sulcus dorsolateralis bis zur Medialgrenze der Area radicularis von Spinalnervenwurzeln der cranial davon liegenden Lendensegmente vollständig eingerahmt.

Das Verhältnis der Fläche der weißen Substanz steht zur Fläche der Substantia grisea am 5. Lendensegment etwa 1 : 1, am 6. Lendensegment verschiebt sich diese Relation etwa zugunsten der grauen Substanz (4 : 5).

Die Ventralhörner ähneln breitflächigen Blättern, die durch Zunahme im laterodorsalen, lateroventralen und medioventralen Bereich einen eckigen Umriß erhalten. Die Pars intermedia tritt in der Breite klar hinter der Basis des Ventralhorns zurück. Das Dorsalhorn wird über der Zentralkanalhöhe von einer horizontal liegenden Formatio reticularis zum Collum cornus dorsalis eingeengt. Der nach lateral zeigende Kopf des Dorsalhorns grenzt über eine schmale Zona terminalis nahezu an den gesamten Dorsalrand des Querschnitts.

Der hochovale, weitlumige Zentralkanal liegt in der Querschnittsmitte. Die dorsale graue und die ventrale weiße Commissur sind gleich stark. Die Commissura grisea ventralis besitzt dagegen nur ein Drittel ihrer Stärke.

Zellbild. Der Nucl. ventralis wird hier hauptsächlich durch eine starke laterale Gruppe gebildet: zehn bis zwölf große Zellen (⌀ ca. 40 μ), die bis in die laterodorsale Ausbuchtung gelagert sind. Ziemlich unbedeutend dagegen erscheint die mediale Gruppe mit zwei bis vier großen Zellen. Ein Nucl. intermedio-medialis mit etwa zehn mittelgroßen Nervenzellen ($\varnothing$ ca. 20 μ) ist in der Pars intermedia zu beobachten, nicht hingegen ein Nucl. intermedio-lateralis. Kleine bis mittelgroße Zellen des Nucl. cornucommissuralis ziehen zur ventralen grauen Commissur.

Im Dorsalhorn liegen die Zellen des Eigenkerns über die gesamte Fläche verstreut, ausschließlich der Substantia gelatinosa Rolandi. In der Zona spongiosa sind hier wenige, meist langgestreckte Marginalzellen zu entdecken ($\varnothing$ rund 10—15 μ). In allen Querschnitten ist der Nucl. cornucommissuralis dorsalis durch viele mittelgroße Zellen vertreten. Die Ependymzellkerne am Rande des Zentralkanals liegen meist einreihig, aber nicht gerichtet um das Lumen. Die schmale Substantia gelatinosa centralis enthält im Gegensatz zu L_{III} und L_{IV} wenige Nervenzellen.

Kreuzsegmente

1. und 2. Kreuzsegment (S_I und S_{II})

Das Querschnittsbild von S_I und S_{II} ist nahezu rund (Breite zu Höhe wie 1,1 : 1). Dicke Nervenwurzeln der Lendensegmente umgeben den Rückenmarksrand.

Die Fläche der Substantia alba verhält sich zu der der grauen Substanz wie 2 : 5. Der Dorsalstrang gleicht einem kleinen, abgerundeten, rechtwinkligen Dreieck und belegt das dorsale Sechstel des Querschnitts. Als gleichbleibend dicker Rand umläuft der Ventrolateralstrang die graue Substanz.

Die Größe des Ventralhorns verhält sich zu der des Dorsalhorns wie 4 : 1. Wie vertikal gestellte Rechtecke liegen die Cornua ventralia in den zwei ventralen Dritteln des Querschnitts. Vom Ventralhorn ist die Pars intermedia äußerlich nicht zu trennen. Keilförmig, die Spitze zur Mitte gerichtet, schiebt sich die kleine Formatio reticularis zwischen die Pars intermedia und das Dorsalhorn. Das Caput cornus dorsalis zeigt nach lateral.

Der Zentralkanal ist fast doppelt so hoch wie in den Hals-, Brust- und Lendenbereichen. Die Pars dorsalis der Commissura grisea hat die zehnfache Höhe der Pars ventralis. Die ventrale graue Commissur gewinnt durch die hohe Decussatio ($^1/_8$ der Querschnittshöhe) deutlichen Abstand zum dorsalen Ende der schmalen Fissura mediana.

Zellbild. Die mediale Gruppe des Nucl. ventralis wird von S_I nach S_{II} wieder zunehmend stärker, so daß im 2. Kreuzsegment die großen Ventralhornzellen etwa gleichartig auf die beiden Hörner verteilt sind. Dorsal dieser Gruppe besetzen mittelgroße Zellen ($\varnothing$ 20—25 μ) die gesamte Pars intermedia, wobei die medialen kleineren ($\varnothing$ ca. 20 μ) als Nucl. intermedio-medialis und die lateralen geringfügig größeren als Tractus cellularum intercornualis anzusprechen sind.

Das Dorsalhorn ist vor allem im zentralen Teil dicht mit mittelgroßen Zellen des Eigenkerns belegt. Auffallend ist die Zunahme der nun meist runden, 11 bis 12 μ großen Marginalzellen in der Zona spongiosa. Ebenso wie die Stärke der dorsalen grauen Commissur zunimmt, steigert sich auch die Zahl der mittelgroßen Zellen ($\varnothing$ 15—18 μ). des Nucl. cornucommissuralis dorsalis. Die stark angefärbten Zellkerne der Ependymzellen nehmen durch die Größenzunahme des Zentralkanals auch zahlenmäßig zu.

3. und 4. Kreuzsegmente (S_{III} und S_{IV})

Der fast runde Querschnitt dieser Segmente besitzt ein Verhältnis der Breite zur Höhe wie 1,1 : 1. Im Gesamtbild nehmen die Segmente nur ein Drittel des Blickfeldes ein, da die an ihnen vorbeiziehenden Nervenwurzeln in der Relation sehr dick erscheinen.

Die Grundfläche der weißen Substanz steht weiterhin etwa im Verhältnis 2 : 5 zur Fläche der Substantia grisea, wobei der Dorsalstrang immer mehr an Fläche abnimmt.

Die stumpf endenden Ventralhörner gehen nicht abgrenzbar in die Seitenhörner über. Nach dorsal folgt eine schmale Formatio reticularis und ein horizontal liegendes, löffelförmiges Dorsalhorn.

Auch im 3. und 4. Kreuzsegment liegt der Zentralkanal ventral der Querschnittsmitte. Gut ein Drittel der Querschnittshöhe mißt nun die Commissura grisea dorsalis, dagegen fehlt eine ventrale graue Commissur. Die Decussatio erreicht etwa ein Drittel der Höhe der dorsalen grauen Verbindung.

Zellbild. Der Nucl. ventralis zeigt sich als einheitliche Gruppe von 12 bis 15 großen Zellen (⌀ 30—35 μ) am ventralen Ende des ihm zugehörigen Horns. Dorsal davon liegen die kleinen Zellen des Nucl. proprius verstreut über das restliche Ventralhorn. Medial in der Pars intermedia ist eine Gruppe von mittelgroßen Zellen (⌀ ca. 20 μ) zu beobachten, die den Nucl. intermedio-medialis darstellt.

Dorsal davon liegen die dunkel angefärbten, mittelgroßen Zellen des Eigenkerns des Dorsalhorns, die vom Tractus cellularum intercornualis weder durch ihre Zellform noch durch den Grad ihrer Anfärbung zu trennen sind. In diesen beiden Segmenten ist die Substantia gelatinosa Rolandi etwa 120 μ breit, jedoch sind dort die Zellen der Pars apicalis des Nucl. proprius im Gegensatz zu den Lendensegmenten zu finden. Die hohe Commissura grisea dorsalis trägt auf ihrer ganzen Fläche viele kleine bis mittelgroße Zellen (⌀ 15—25 μ) des Nucl. cornucommissuralis dorsalis. Der vertikal gestellte Zentralkanal wird von nur einer Reihe von ovalen, dicht gedrängt stehenden Ependymzellkernen unterlagert.

1. bis 3. Schwanzsegment (Co_I bis Co_{III})

Umlagert von dicken Nervenwurzeln erscheint das 1.—3. Schwanzsegment in quadratischer Form mit abgerundeten Ecken.

Die Fläche der weißen Substanz steht wieder im Verhältnis 2 : 5 zu der der grauen Substanz. Der Dorsalstrang sitzt wie eine dünne Kappe der Substantia grisea auf. Etwas an Stärke gewinnt nun wieder der Ventrolateralstrang.

Die graue Substanz verliert sowohl die Schmetterlingsform als auch die klare Gliederung in verschiedene Hörner. Ventral- und Seitenhorn stehen als hochgerichtetes Rechteck lateral des Zentralkanals. Dorsal der Pars intermedia reicht das horizontal liegende Dorsalhorn bis zu einer sehr dünnen Zona terminalis.

Der am Übergang vom ventralen zum mittleren Drittel gelegene, weitlumige Zentralkanal bildet eine hochovale Öffnung des Querschnitts. Über ihm verbindet die dorsale graue Commissur die beiden Dorsalhörner. Sie erreicht fast die halbe Höhe des Segmentquerschnitts. Die Decussatio mißt nur noch ein Viertel der Höhe der Commissura grisea dorsalis.

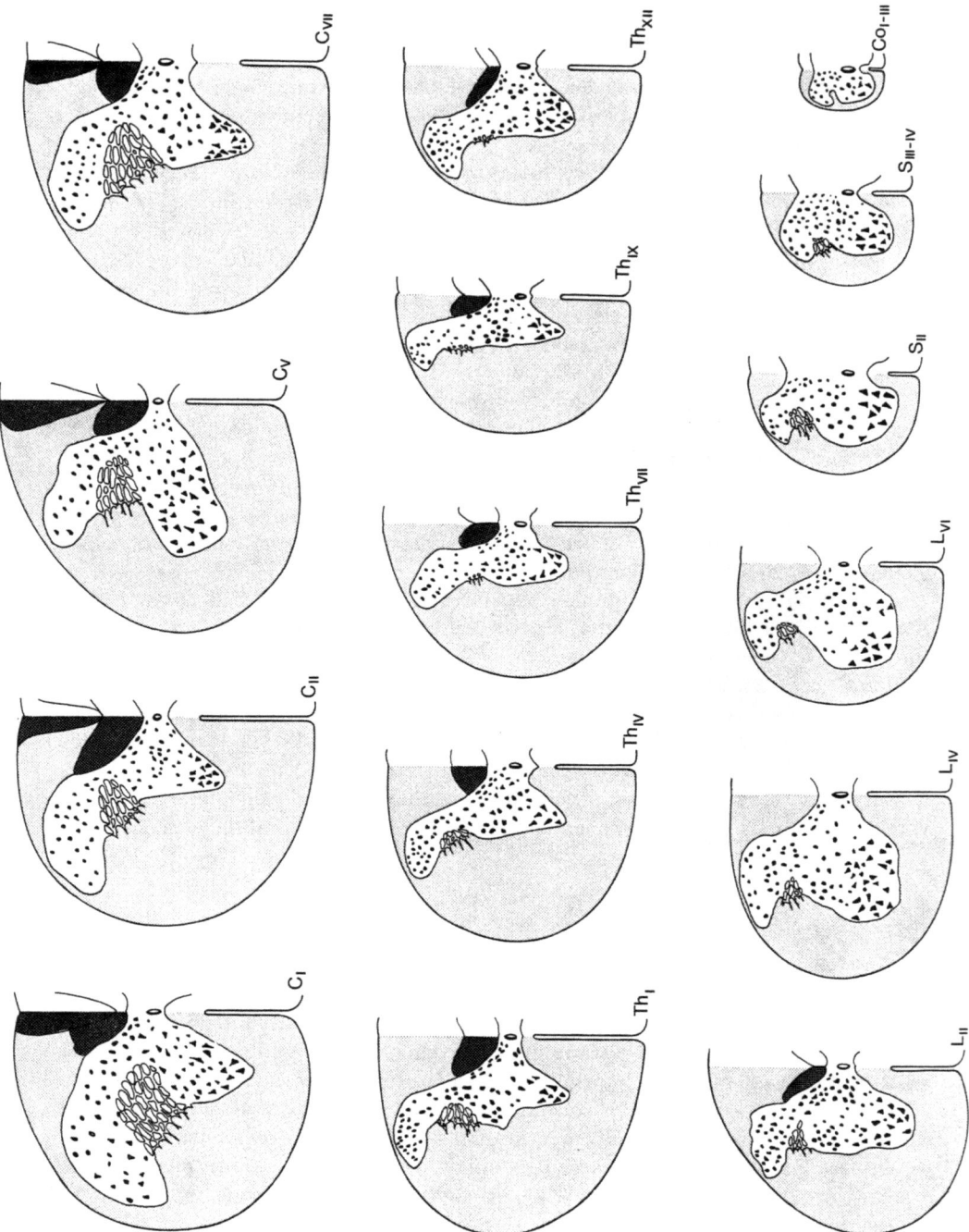

Abb. 4. Schematische Querschnittsbilder aus dem Rückenmark der Albinoratte. Die Querschnitte entsprechen den in der mikroskopisch-anatomischen Beschreibung zusammengefaßten Rückenmarksabschnitten. (Zeichnung B. Ruppel)

Zellbild. In den Schwanzsegmenten verschwindet mit der Form der grauen Substanz auch die Möglichkeit zur Gliederung der Nervenzellen in Kerngebiete. Die großen Ventralhornzellen sind in allen Segmenten noch nachzuweisen, aber ihre Zahl nimmt nach caudal hin stark ab. In Co_I sind noch 5—7 große Zellen (ø 25 bis 30 μ) zu finden. Im 2. Schwanzsegment sind es noch 2—4, während in Co_{III} nur noch ein oder zwei große Zellen zu beobachten sind. Die anderen Nervenzellen des Ventralhorns erreichen nur die Größe von 15—20 μ. Die Zellen des Dorsalhorns und der Pars intermedia bleiben alle unter der Größe von 15 μ und liegen völlig ungeordnet. Eine Einteilung ist durch den Verlust der Formen der grauen Substanz und durch die einheitliche Größe der Zellen nicht mehr möglich. Die Ependymzellen umschließen in allen Schnitten den etwa 130 μ hohen Zentralkanal dicht gedrängt, lassen jedoch meist zwei laterale und eine dorsale Lücke frei. Diese Lücken als Kunstprodukte oder als natürliche Öffnungen des Kanals anzusprechen, ist nicht möglich.

Querschnitt durch das Filum terminale am Übergang vom 4. zum 5. Lendenwirbel

Das dünne Filum terminale liegt queroval (Breite: Höhe wie 1,5 : 1) inmitten vieler dicker Spinalnervenwurzeln. Graue Substanz und Nervenzellen sind nicht zu erkennen. Deutliche Gliazellkerne beherrschen das Bild, in dessen Mitte sich ein unregelmäßig ovaler, vertikal gestellter, etwa 270 μ hoher Zentralkanal befindet. Ventral und dorsal verbinden nur schmale Gliabrücken die beiden Hälften. Regelmäßig öffnet sich der Zentralkanal nach dorsolateral. In dieser Öffnung ist immer eine feinstrukturierte Masse zu erkennen.

Überblick über die Querschnittsbilder

Weiße Substanz. Der *Dorsalstrang* des Halsmarks besitzt einen breiten äußeren Rand und eine ventrale, konvexe Kuppe. Von seinem breiten Dorsalrand bis etwa zu seiner halben Höhe ist der aus dünnen Fasern bestehende Fasciculus gracilis als spitzwinkliges Dreieck neben der Medianebene zu erkennen. Im Brust- und Lendenmark verringert sich die Breite der Glockenform. Der Gollsche Strang ist nun nicht mehr zu beobachten. Der schmale Funiculus dorsalis verliert in den Kreuz- und Schwanzsegmenten stark an Höhe.

Der *Pyramidenstrang*, der als deutliche Faserverdichtung im Ventralteil des Dorsalstrangs des Hals- und Brustmarks sichtbar ist, wird in den ersten vier Lendensegmenten undeutlicher. Kaudal des 4. Lendensegmentes ist er nicht mehr nachzuweisen.

Der *Ventrolateralstrang* umgibt in allen Segmenten das Ventralhorn als breites Band. Lediglich in den Kreuz- und Schwanzsegmenten verliert er in Relation zur grauen Substanz an Breite.

Graue Substanz. Die keilförmigen *Ventralhörner* der ersten drei Halssegmente verbreitern sich im 4., 5. und 6. Cervicalsegment durch eine laterodorsale und eine ateroventrale Ausbuchtung. In den beiden letzten Halssegmenten runden sich diese Ecken wieder etwas ab. Schmal und stumpf endend erscheinen die Ventralhörner des gesamten Brustmarks. Zu breiten, blatt- oder handflächenähnlichen Grundrissen schwillt das Querschnittsbild der Cornua ventralia im Lendenbereich an. Im Sacralbereich und in den Coccygealsegmenten bleibt zwar die breite Form der Ventralhörner erhalten, jedoch bilden die beschriebenen Ausbuchtungen den Umriß mehr und mehr zum hochgestellten Rechteck um.

Die *Seitenhörner* sind schon in den ersten Brustsegmenten ausgebildet; sie erfahren jedoch ihre größte Flächenzunahme erst in den kaudal liegenden Thorakalsegmenten. Im Hals-, Lenden-, Kreuz- und Schwanzbereich ist zwischen der Pars intermedia und dem Ventralhorn keine laterale Grenzlinie zu ziehen.

Die mächtigen *Dorsalhörner* des Halsmarks erreichen fast den Lateralrand des Querschnitts. Charakteristisch für die Pars cervicalis ist der ausgeprägte Angulus externus. Ein schmales Collum cornus dorsalis verbindet den Dorsalhornkopf mit seiner Basis.

Im oberen Brustmark verringert sich die Breite des Dorsalhornkopfes. Das gesamte Dorsalhorn richtet sich schon in den ersten Brustsegmenten zum Dorsalrand des Querschnitts aus. Diese Sagittalstellung des Dorsalhorns ist für das gesamte Brustmark bestimmend.

Im Lenden- und Kreuzmark biegt der Kopf des Dorsalhorns waagrecht nach lateral ab, wobei an der Medialseite nahe des Dorsalrandes des Rückenmarks ein Angulus externus auftritt. Das Dorsalhorn wird von lateral durch die Formatio reticularis zum Collum cornus dorsalis eingeengt.

Das Dorsalhorn des Schwanzmarks steht senkrecht im dorsalen Drittel des Querschnitts. Eine breite dorsale Commissur verbindet die beiden Cornua dorsalia.

Diskussion

Die Angaben in der Literatur über die Anzahl der Wirbel stimmen mit den hier ermittelten Werten überein. Bei allen untersuchten Tieren wurde am 6. Halswirbel eine nach ventral gerichtete Knochenlamelle angetroffen; die im Schrifttum mit vier verschiedenen Bezeichnungen angesprochen wird. Da die in den ,,Nomina anatomica veterinaria" (Wien, 1968) vorgeschlagene Benennung: ,,Lamina ventralis vertebrae cervicalis VI" sowohl der Form als auch der Lokalisation dieser Knochenbildung am besten entspricht, sollte sie allgemein Verwendung finden.

Die Untersuchungen der Rückenmarkshäute bestätigen die Darstellungen in der Literatur: Der außen liegenden Dura mater spinalis folgen nach innen die Arachnoidea und die von feinen Blutgefäßen durchsetzte Pia mater spinalis. Bemerkenswert erscheinen die vom Duraschlauch nach lateral oder in den kaudalen Abschnitten des Wirbelkanals nach laterokaudal verlaufenden ,,Durascheiden der Spinalnervenwurzeln". Sie wurden von Voris (1928), Heiligtag (1938), Goller (1958), Kühn und Oberröder (1961) an verschiedenen Tieren und von Clara (1953) am Menschen beobachtet. Ebenso konnten die von Heiligtag (1938) am Hund beschriebenen getrennten Durchtritte einzelner Fila radicularia durch den Duraschlauch auch bei der Ratte beobachtet werden.

Die Beobachtung von Clara (1953), daß die Rückenmarkssegmente des Menschen in den Anschwellungen sehr kurz sind, trifft auch für die Ratte zu. Die hier ermittelten Meßwerte der Segmentlängen zeigen eine Ausdehnung der Intumescentia cervicalis der Ratte von C_{III} (als konischer Übergang) bis zum Beginn des 2. Brustsegments. In diesem Bereich sinkt die Segmentlänge von 3,6 mm an

C_{III} und 3,7 mm an C_{IV} bis deutlich unter 3 mm ab (an C_{VIII} nur 2,4 mm). In gleicher Weise verhalten sich die Segmente der Lendenanschwellung. Auch hier kommt es zu einer der Aussage Claras entsprechenden Reduktion der Segmentlängen des Rattenrückenmarks (L_I mit 3,7 mm zu L_{VI} mit 2,5 mm). Das zwischen den beiden Anschwellungen liegende Brustmark zeigt Segmentlängen, die sich umgekehrt proportional zu den Maßen der Segmentbreiten verhalten. Das längste Segment der Brustmarks und des gesamten Rückenmarks (Th_{VIII} mit 5,4 mm) besitzt mit 2,9 mm auch die geringste Breite der Pars thoracalis.

Eine weitere Bestätigung dieser Ergebnisse liegt im Vergleich mit den Befunden von Voris (1928) am Opossum und von Goller am Schaf (1958) und beim Reh (1961). Durch den unterschiedlichen Bau der Wirbelsäule und den dadurch bedingten ungleich starken Ascensus medullae dieser Tierarten entstehen lediglich geringfügige Verschiebungen in den Segmenthöhen. Voris (1928) gibt C_{IV} als das längste Halssegment des Opossum an. Beim Schaf ist nach Goller (1958) C_{III} am längsten, beim Reh nach Goller (1961) jedoch C_{II}. Bei der Ratte zeigt das 4. Halssegment die größte Längenausdehnung. Sowohl beim Opossum (Voris, 1928) als auch beim Schaf (Goller, 1958) und beim Reh (Goller, 1961) tritt in den kaudalen Brustsegmenten eine allmähliche Längenzunahme auf. Bei der Ratte reicht dieser Anstieg der Segmentlängen hingegen nur bis zum 8. Brustsegment (5,4 mm) und erreicht dort sein Maximum.

Die topographische Zuordnung der einzelnen Rückenmarkssegmente zu den entsprechenden Wirbeln wird in Abb. 1a aufgezeigt. Hierbei wird vor allem die von Zeman und Innes (1963) erwähnte Diskrepanz zwischen der Länge des Rückenmarks und der der Wirbelsäule deutlich. Gleichzeitig ist in dieser Übersicht die im Vergleich mit den oben erwähnten Tieren auffallende Länge der „Cauda equina" der Ratten ersichtlich, die schon von Chiasson (1958), Greene (1959), Rowett (1960) und Zeman und Innes (1963) beobachtet wurde.

Während Hagemann (1960) das Vorkommen eines Spinalganglions am ersten Halsnerven bestreitet, wurde an den hier untersuchten Tieren — in Übereinstimmung mit der Mehrzahl der in der Literatur an verschiedenen Tieren und am Menschen — auch an der Dorsalwurzel des 1. Spinalnerven ein Ganglion spinale beobachtet.

Die *mikroskopisch-anatomische* Topographie des Rückenmarks der Ratte wird üblicherweise von Segmentquerschnitten abgeleitet. Schon bei der Betrachtung solcher Präparate bei niedriger Vergrößerung sind Veränderungen in der Umrißform der Querschnitte zu erkennen. Die hier dargestellten Umrißformen stimmen mit den von Zeman und Innes (1963) veröffentlichten Ergebnissen überein: Halsmark queroval, Brustmark rundlich, Lendenmark queroval, Kreuzmark fast rund, Schwanzmark quadratisch mit abgerundeten Ecken. Diese Befunde werden auch von Braun (1950) beim Pferd, von Goller beim Schaf (1958) und beim Rind (1962) und von Bucher (1962) beim Menschen beschrieben. Eine Ausnahme bildet nach Goller (1962) das Huhn, das über die gesamte Länge des Rückenmarks eine dorsoventrale Abflachung des Querschnitts zeigt.

Vom 1. Halssegment bis zum 4. Lendensegment ist die ventrale Kappe des Dorsalstrangs in der H. E.-Färbung und in der Luxol-fast-blue-Färbung deutlich dunkler und zeichnet sich gegenüber der gesamten übrigen weißen Substanz durch relativ dünne Nevenfasern aus, die nach Dunkerby *et al.* (1969) und nach eigenen

Tabelle 3. Diagnose der Querschnittshöhe des Rückenmarks männlicher Ratten

	Pars cervicalis	P. thoracica	P. lumbalis	P. sacralis	P. coccygica
Querschnittsform	queroval	rundlich	queroval	fast rund	quadratisch (abgerundete Ecken)
Flächenverhältnis der weißen zur grauen Substanz	4:1 3:1	3:1 3:2	3:2 1:1	2:5	2:5
Fasc. gracilis	vorhanden	fehl	fehlt	fehlt	fehlt
Pyramidenstrang	vorhanden	vorhanden	nachweisbar bis L_{IV}	fehlt	fehlt
Cornu ventrale	keilförmig	kurz	blattförmig	vertikales Rechteck	rechteckig
Pars intermedia	fehlt	vorhanden	nicht abgrenzbar	nicht abgrenzbar	nicht abgrenzbar
Cornu dorsale	Caput stark (nach lateral) enges Collum	schmal, senkrecht	Caput nach lateral	Caput nach lateral	rechteckig
Can. centralis	etwas über der Mitte	in der Mitte	meist über der Mitte	etwas unter der Mitte	weit, an C_{oIII} mit dorsaler Öffnung
Graue Commissuren	gleich stark (Ausnahme C_I)	dorsal stärker	dorsal stärker	dorsal sehr stark ventrale fehlt	dorsal sehr stark ventrale fehlt
Decussatio	wie graue Commissuren zusammen	sehr stark	stark	sehr stark	schwach
Zellbild					
Nucl. ventralis	C_I–C_{III} 10–20 (am Ventralende)	verstreut	15–20 in 2 Gruppen bis L_{IV} nachweisbar	12–20 (S_I und S_{II} in 2 Gruppen	5–1, nach caudal abnehmend
Nucleus intermediolateralis	fehlt	etwa 10 Zellen mittelgroß	viele kleine Zellen	fehlt	fehlt
Nucleus proprius des Hinterhorns	viele kleine Zellen	viele kleine bis mittelgroße Zellen	bis L_{II} etwa 5 mittelgroße Zellen	mittelgroß verstreut	wenige Zellen, verstreut
Nucleus dorsalis	fehlt	2–5, mittelgroße Zellen		fehlt	fehlt

verlieren klare Gliederung

Messungen im Mittel nur etwa 2 μ stark sind. Durch den Vergleich mit den auf Degenerationsuntersuchungen beruhenden Befunden von Stieda (1869), Ziehen (1899), Goldstein (1904), van der Vloet (1908), Ranson (1914), Linowiecki (1914), und Eccles und Schade (1969) an der Ratte kann dieser Strang eindeutig als Tractus corticospinalis festgelegt werden. Aufgrund seines besonderen färberischen Verhaltens ist er unschwer nachzuweisen und ermöglicht somit auf einfache Weise das Rückenmark in einen cranial des 4. Lendensegments gelegenen Abschnitt mit Tractus corticospinalis und einen caudal des 4. Lendensegments gelegenen Abschnitt zu unterteilen, dem dieser Strang fehlt.

Eine Vergleichsübersicht der Literatur über die Pyramidenbahn anderer Tiere oder des Menschen zeigt, daß man sich bei anderen Species dieses einfachen Hilfsmittels zur Segmentdiagnose nicht eindeutig bedienen kann. So kann z.B. der Pyramidenstrang nahezu das gesamte Rückenmark durchlaufen (Simpson, am roten und gestreiften Eichhörnchen, 1914) oder er kann sich in mehrere Teile aufsplittern, die dann unterschiedlich weit nach caudal reichen (z.B. Haartsen und Verhaart bei der Ziege, 1967).

Wie der Umriß der Segmentquerschnitte ändert sich auch die Form der grauen Substanz in den verschiedenen Abschnitten des Rückenmarks. Für den Diagnose der Segmenthöhe stellen die unterschiedlichen Formen des Dorsal-, Lateral- und Ventralhorns gegenüber den Formveränderungen der weißen Substanz einen erheblich exakteren Hinweis dar. So ist es insbesondere im Hals-, Lenden- und Kreuzmark mit einiger Übung möglich, aufgrund der Form der grauen Substanz das Segment mit einem Unsicherheitsfaktor von ± 1 Segment zu bestimmen. Im Brustmark ist eine derart genaue Segmentdiagnose mit Schwierigkeiten verbunden, da sich vor allem im mittleren Teil der Pars thoracica die Umrißformen der grauen Substanz nur unwesentlich ändern. Aus diesem Grund muß im Brustmark der Unsicherheitsfaktor in der Segmentdiagnose mit Hilfe der grauen Substanz höher veranschlagt werden. Im Schwanzmark ist eine genaue Segmentbestimmung wegen der Auflösung der Umrißformen der Substantia grisea schwierig.

Als weiteres Hilfsmittel zur Bestimmung der Segmenthöhe dient die Untersuchung der Nervenzellen im mikroskopischen Schnitt. Hierbei sollte von der Voraussetzung ausgegangen werden, daß ohne Degenerationsversuche oder andere Experimente zur Erforschung der funktionellen Zuordnung von Nervenzellen diese nur nach Lage, Form und Größe eingeteilt werden können. Diesem Grundsatz folgen im allgemeinen die Arbeiten von Franck (1883), Waldeyer (1888), Jocaobsohn (1908), Voris (1928), Pressey und Cobb (1928) und Goller (1958, 1960, 1962, 1963), ebenso wie die im Literaturteil erwähnten Lehr- und Handbücher.

Rexed (1952) bleibt zwar insgesamt bei der traditionellen Einteilung der grauen Substanz, fügt jedoch einige kleine Kerngruppen zu einer Lamina zusammen und zieht zudem noch die Umgebung der Nervenzellen, d.h. das Gliagewebe, zur Trennung von neun Laminae innerhalb der grauen Substanz heran. Dieser neue und komplizierte Weg der Einteilung der grauen Substanz hat jedoch bis heute kaum Eingang in das Schrifttum gefunden.

Baum (1950) übrnimmt von Massaza (1922) die Einteilung in 18 Zellkomplexe nach topographisch-funktionellen Gesichtspunkten. Der Sinn einer derartigen Einordnung wird jedoch von Matsushita (1968) in Frage gestellt: ,,Es wurde beobachtet, daß in Kernen, die bei der Nisslschen Färbung ein gleichmäßiges Aussehen aufweisen, funktionell verschiedene Zellen enthalten sind." Ähnliche Zweifel an der Aussagekraft der rein morphologischen Cytoarchitektonik äußern Fankhauser und Luginbühl (1968). Sie stellen dieser Forschungsrichtung die Lehre von den Leitungsbahnen und die daraus resultierenden Vorstellungen von Vergleichen mit der Elektronik und Kybernetik gegenüber. Ein weiterer Einwand gegen die straffe Einteilung in Kerngebiete stammt von Zeman und Innes (1963) nach Untersuchungen an der Ratte, bei der sie viele Nervenzellen nicht zu Gruppen vereint, sondern verstreut in der grauen Substanz finden.

Noch deutlicher zeigen sich die Grenzen der Aussagekraft der morphologischen Cytoarchitektonik im Vergleich mit Befunden aus experimentellen Untersuchungen. So kann z.B. Goehring (1928) mit Hilfe von Degenerationsversuchen am Plexus brachialis der Ratte die großen Ventralhornzellen in der Intumescentia cervicalis in fünf lineare Zellsäulen einordnen, während in der vorliegenden Untersuchung nur zwei Zellsäulen an gleicher Stelle beobachtet werden konnten. Eine Trennung dieser Zellen in zwei Typen, wie sie Zechmeister (1969) nach Anfärbung mit Bleisulfid entsprechend des Funktionszustands durchführte, gelang mit den hier angewandten Färbungen nicht.

Dennoch erscheint es angebracht, die Cytoarchitektonik zur Segmentdiagnose heranzuziehen, ohne dabei jedoch Folgerungen über die Funktion einzelner Zellgruppen anzuschließen. So trägt z.B. die Beobachtung der Zunahme und der Gruppierung der großen Ventralhornzellen in den Intumescentien, des Auftretens des Nucl. intermedio-lateralis im Brustmark oder der starken Abnahme der Zahl der Nervenzellen in den Schwanzsegmenten zur Bestimmung von Rückenmarkssegmenten bei.

Bei der mikroskopischen Untersuchung des Rückenmarksendes zeigt sich bei der weißen Ratte ein Ventriculus terminalis. Dies steht im Einklang mit den Ergebnissen von Wiedersheim (1909) bei der Ratte und vielen anderen Säugetieren, wie auch mit Vermeulen (1916) beim Pferd. Ebenso ist an allen mikroskopisch untersuchten Ratten ein Neuroporus terminalis beobachtet worden, was mit den Darstellungen von Heuschneider (1968) über die Morphologie und das Verhalten des Reissnerschen Fadens im caudalen Bereich des Rückenmarks der Ratte übereinstimmt.

Literatur

Bargmann, W.: Histologie und mikroskopische Anatomie des Menschen. Stuttgart: Georg Thieme 1964.
Barnard, J. W., Woolsey, C. N.: A study of localization in the cortico-spinal tracts of monkey and rat. J. comp. Neurol. **105**, 25—50 (1956).
Benninghoff, A.: Lehrbuch der Anatomie des Menschen, Bd. III. München-Berlin: Urban & Schwarzenberg 1950.
Bossy, J.: Atlas of neuroanatomy and special sense organs. Philadelphia-London-Toronto: W. B. Saunders Comp. 1970.
Braun, A.: Der segmentale Feinbau des Rückenmarks des Pferdes. Diss. Med. Vet. Zürich, 1950.
Braus, H., Elze, C.: Anatomie des Menschen, Bd. III. Berlin-Göttingen-Heidelberg: Springer 1960.
Bruni, A. C., Zimmerl, U.: Anatomia degli Animali domestici. Milano: Casa Editrice Dottor Francesco Vallardi 1951.

Bucher, O.: Histologie und Mikroskopische Anatomie des Menschen. Bern-Stuttgart: Hans Huber 1962.
Buxton, D., Goddman, D.: Motor function and the corticospinal tracts in the dog and rancoon. J. comp. Neurol. **129**, 341—360 (1960).
Chiasson, R. B.: Laboratory anatomy of the white rat. Dubuque, Iowa: W. M. C. Brown Company Publishers 1958.
Clara, M.: Das Nervensystem des Menschen. Leipzig: Johann Ambrosius Barth 1953.
Dobberstein, J., Hoffmann, G.: Lehrbuch der vergleichenden Anatomie der Haustiere, Bd. III. Leipzig: S. Hirzel 1964.
Donaldson, H. H.: A comparison of the albino rat with man in respect to the growth of the brain and of the spinal cord. J. comp. Neurol. **18**, 345 (1908).
Dunkerby, G. A.: A light and electron microscopy study of the normal and degenerating cortical tract in the rat. J. comp. Neurol. **137**, 155—183 (1969).
Eccles, J. C., Schade, J. P.: Organization of the spinal cord. Progress in brain research, vol. 11. Amsterdam-London-New York: Elsevier Publishing Company 1969.
Ellenberger, W., Baum, H.: Handbuch der vergleichenden Anatomie der Haustiere. Berlin: Springer 1943.
Elliott, H. Ch.: Textbook of neuroanatomy. London: Pittman Medical Publishing Company Ltd. 1963.
Farris, J., Griffith, E.: The rat in laboratory investigation. Philadelphia-London-Montreal: Lippincott Company 1949.
Franck, C.: Handbuch der Anatomie der Haustiere. Stuttgart: Schickhart & Ebner 1883.
Fankhauser, R., Luginbühl, H.: Zentrales Nervensystem in Joest Handbuch, Bd. III, S. 191—199. Berlin-Hamburg: Paul Parey 1968.
Ferner, H.: Anatomie des Nervensystems und der Sinnesorgane des Menschen. München-Basel: Ernst Reinhardt 1970.
Fletcher: Thesis 1964, University of Minnesota, zit. nach Miller-Christensen-Evans, Anatomy of the dog. Philadelphia-London: W. B. Saunders Company 1964.
Ford, D., Cohan, G.: Changes in weight and volume of rat spinal cord motor neurons with increasing age. Acta anat. (Basel) **71**, 311—319 (1968).
Gardner, E., Gray, D., O'Rahilly, R.: Anatomy, a regional study of human structure, third ed. Philadelphia-London: W. B. Saunders Company 1969.
Goehring, J. H.: An experimental analysis of the motor-cell columns in the cervical enlargement of the spinal cord of the albino rat. J. comp. Neurol. **46**, 125—153 (1928).
Goldstein, K.: Zur vergleichenden Anatomie der Pyramidenbahn. Anat. Anz. **24**, 451—454 (1904).
Goller, H.: Topographie und segmentaler Feinbau des Rückenmarks des Schafes. Diss. Med. Vet. München, 1958.
Goller, H.: Vergleichende Rückenmarkstopographie unserer Haustiere. Tierärztl. Umsch. **14** (4), 107 (1958).
Goller, H.: Topographie und segmentaler Feinbau eines Rehrückenmarks. Anat. Anz. **109** (2), 137—155 (1961).
Goller, H.: Topographie des Hühnerrückenmarks. Berl. Münch. tierärztl. Wschr. **75** (18), 349—359 (1962).
Goller, H.: Segmentquerschnitte des Rinderrückenmarks. Zbl. Vet.-Med., Reihe A, **9**, 943—960 (1962).
Goller, H.: Kerngebiete des Rinderrückenmarkes. Zbl. Vet.-Med., Reihe A, **10**, 51—66 (1963).
Goller, H.: Befunde am Rückenmark bei einem Kalb mit beidseitiger Abrachie. Anat. Anz. **112**, 447—457 (1963).
Grau, H., Walter, P.: Grundriß der Histologie und vergleichenden mikroskopischen Anatomie der Haussäugetiere. Berlin-Hamburg: Paul Parey 1967.
Greene, E.: Anatomy of the rat. New York: Hafner 1959.
Grollman, S.: The human body. London: The Macmillan Company 1969.
Haartsen, A. B., Verhaart, W. J. C.: Cortical projections to brain stem and spinal cord in the goat by way of the pyramidal tract on bundle bagly. J. comp. Neurol. **129**, 189—202 (1967).
Hagemann, E.: Kleines Handbuch der Labortierzucht. Reutlingen: Oertel & Spörer 1957.
Hagemann, E.: Ratte und Maus (Versuchstiere in der Forschung). Berlin: Walter de Gruyter & Co. 1960.

Hartman, C., Strauß, W.: Anatomie des Rhesusaffen. New York: Hafner Publishing Company 1961.
Hatai, S.: Preliminary note on the size and condition of the central nervous system in albino rats. J. comp. Neurol. **18**, 151—152 (1908).
Heiligtag, W.: Über die Hüllen des Rückenmarks und deren Zwischenräume beim Hunde. Diss. Med. Vet., Hannover, 1938.
Heuschneider, J.: Das Verhalten des Reissnerschen Fadens im caudalen Bereich des Rückenmarks der Ratte. Diss. Med. Fak. München, 1968.
Hinzsche, E., Gisler, P.: Die Lage der Rückenmarkssegmente im Wirbelkanal. Schweiz. Arch. Neurol. Psychiat. **34/35,** 282—294 (1934/35).
Hoepke, H.: Zentrales und vegetatives Nervensystem. Stuttgart: G. Fischer 1959.
Howell, A. B.: Anatomy of the wood rat (genus neotoma). Baltimore: The Williams & Wilkins Company 1926.
Hunt, H. R.: A laboratory manual of the anatomy of the rat. New York: Macmillan Company 1925.
Jacobsohn, L.: Zit. nach Goller, H., 1958.
Jankovic, Z. K.: Das Rückenmark, die Rückenmarkshüllen, ihre Zwischenräume und ihre Topographie bei den Schweinen. Diss. Med. Vet., Beograd, 1953.
Koch, T.: Lehrbuch der Veterinär-Anatomie. Jena: VEB Gustav Fischer 1965.
Kühn, H., Oberröder, Ch.: Beitrag zur makroskopischen Anatomie der Rückenmarkshäute des Schafes (Ovis aries). Anat. Anz. **109,** 444—457 (1961).
Kuhlenkampf, H., Krbek, F.: Morphologische Untersuchungen an Glia und Ependym des Mäuserückenmarks. Z. Anat. Entwickl.-Gesch. **121,** 165—178 (1959).
Leonhard, H.: Histologie und Zytologie des Menschen. Stuttgart: Georg Thieme 1969.
Linowieci, A. J.: The comparative anatomy of the pyramidal tract. J. comp. Neurol. **24,** 509—530 (1914).
Linsert, H.: Über die Topographie des Rückenmarksendes und seiner Hüllen beim Hunde. Diss. Med. Vet. Hannover, 1935.
Loeffler, K.: Anatomie und Physiologie der Haustiere. Stuttgart: Eugen Ulmer 1970.
Martin, G. F., Fisher, A. M.: A further evaluation of the origin, the course and the termination of the opossum corticospinal tract. J. neurol. Sci. **7,** 177—187 (1968).
Martin-Schauder: Lehrbuch der Anatomie der Haustiere. Stuttgart: Schickhardt & Ebner 1938.
Massaza, A.: Zit. nach Braun, A., 1950.
Matsushita, M.: Zur Zytoarchitektonik des Hühnerrückenmarks nach Silberimprägnation. Acta anat. (Basel) **70,** 238—259 (1968).
Montane-Bourdelle: Anatomie régionale des animaux domestiques. Paris: J. B. Brailleriére & Fils 1913.
Pansky, B., House, L.: Review of gross anatomy. London: The Macmillan Company 1969.
Pressey, H., Cobb, S.: Observations on the spinal cord of phocaena. J. comp. Neurol. **47,** 75—89 (1921).
Ranson, W.: A note on the degeneration of the fasciculus cerbrospinalis in the albino-rat. J. comp. Neurol. **24,** 503—509 (1914).
Rauber-Kopsch: Lehrbuch und Atlas der Anatomie des Menschen, Bd. III. Leipzig: Georg Thieme 1950.
Rexed, B.: A Cytoarchitectonic atlas of the spinal cord in the cat. J. comp. Neurol. **100,** 297—380 (1954).
Rohen, J. W.: Topographische Anatomie. Stuttgart-New York: F. K. Schattauer 1969.
Romeis, B.: Mikroskopische Technik. München-Wien: R. Oldenbourg 1968.
Rowett, H. C. Q.: The rat as a small mammal. Norwich: Jarrold & Sons, Ltd. 1960.
Schachenmayer, W.: Über die Entwicklung von Ependym und Plexus chorioides der Ratte. Z. Zellforsch. **77,** 25—63 (1967).
Schürmann, H.: Die Topographie des Rückenmarks bei der Katze. Diss. Med. Vet. Hannover, 1951.
Schwarze-Schröder: Kompendium der Veterinäranatomie, Bd. IV. Jena: VEB Gustav Fischer 1965.
Shriver, J. E., Noback, C. R.: Cortical projections to the lower brain stem and spinal cord in the tree shrew (Tupaia glis). J. comp. Neurol. **130,** 25—54 (1967).

Sidman, R. L., Angevine, J., Pierce, E.: Atlas of the mouse brain and spinal cord. Cambridge, Massachusetts: Havard University Press 1971.
Simpson, S.: The pyramid tract in the red squirrel (Sciurus hudsonis loquax) and chipmunk (Tamias striatus lysteri). J. comp. Neurol. **24**, 137 (1914).
Sisson, S., Großman, J. D.: The anatomy of the domestic animals. Philadelphia-London: W. B. Saunders Company 1953.
Smith, E. M., Calhoun, M. L.: The microscopic anatomy of the white rat. Ames-Iowa: The Towa State University Press 1968.
Stanka, P.: Morphologische Studien über den Reissnerschen Faden bei niederen Wirbeltieren. Z. Zellforsch. **85**, 76—77 (1968).
Stieda: Zit. nach van der Vloet, 1906.
Stöhr-Möllendorff-Goerttler: Lehrbuch der Histologie und der mikroskopischen Anatomie des Menschen. Stuttgart: Gustav Fischer 1963.
Sulzmann, R.: Zur Morphologie des Ependyms im Zentralkanal des Hundes. Anat. Anz. **109**, 351—357 (1961).
Thiel, G.: Die Topographie der Rückenmarkssegmente des Hundes. Diss. Med. Vet. Hannover, 1941.
Verhaart, W. J. C.: A comparative study of the hodology of the cord of some ungulates and the elephants. R. Neurol. Res. **1959**, 280—281.
Verhaart, W. J. C.: The non-crossing of the pyramidal tract in Procavia capensis (Storr) and other substances of Absence of the pyramidal crossing. J. comp. Neurol. **131**, 387—393 (1967).
Vermeulen, H. A.: Über den Conus medullaris der Haustiere, sein besonderes Verhalten beim Pferd und dessen Bedeutung. Berl. tierärztl. Wschr. **13**, 13—17 (1916).
Vloet, van der: Über den Verlauf der Pyramidenbahn bei niederen Säugetieren. Anat. Anz. **24**, 113—132 (1906).
Voris, H. L.: The morphology of the spinal cord of the Virginian opossum (Didelphis virginiana). J. comp. Neurol. **46**, 407—459 (1928).
Waldeyer, W.: Zit. nach Goller, H., 1958.
Wiedersheim, R.: Vergleichende Anatomie der Wirbeltiere. Jena: Gustav Fischer 1909.
Zechmeister, A.: Nachweis der Ranvierschen Schnürringe im Rückenmark von Ratte und Taube durch Bleisulfid. Anat. Anz. **125**, 193—202 (1969).
Zeman, R., Innes, N.: Neuroanatomy of the rat. New-York-London: Academic Press 1963.
Ziehen, Th.: Zur Vergleichenden Anatomie der Pyramidenbahn. Anat. Anz. **16**, 446—452 (1899).

Sachregister

Ascensus medullae 17, 35

Brustsegmente 24, 25, 26, 27

Canalis centralis 21, 36
Cauda equina 9, 35

Decussatio (Comm. alba ventr.) 20, 21, 36
Dura mater spinalis 8, 14, 34

Fasciculus gracilis 22, 23, 36
Filum terminale 19, 33
Formatio reticularis 20
Funiculus dorsalis 20
— lateralis 20
— ventralis 20

Halssegmente 19, 20, 21, 22, 23, 24

Kreuzsegmente 30, 31

Lendensegmente 28, 29, 30
Leptomeninx 14
Luxol-fast-blue-Färbung 13, 20

Neuroporus terminalis 33, 38

Nucl. cornucommissuralis dorsalis 20, 22
— dorsalis 20, 25, 26, 36
— intermedio-lateralis 20, 25, 26, 27, 29, 36
— intermedio-medialis 20, 27, 29, 30
— proprius cornus dorsalis 20, 27, 36
— — — ventralis 20
— ventralis 20, 36

Pyramidenbahn 9, 20, 33, 37

Querschnittsform 35, 36

Reissnerscher Faden 11, 38
Rückenmarkshüllen 8, 14, 34
Rückenmarksquerschnitt 20

Schwanzsegmente 31, 32
Segmentbreite 13, 14, 18
Segmentdiagnose 36, 37
Segmentlängen 8, 13, 14, 16, 34, 35
Segmentmessung 13
Spinalganglion 9, 19
Spinalnervenwurzeln 17
Substantia alba 9, 20, 33
— grisea 9, 20, 33, 37, 38

Tractus cortico-spinalis siehe Pyramidenbahn

Ventriculus terminalis 11, 33, 38

Wirbel 8, 13, 34

Advances in Anatomy
Embryology and Cell Biology

Ergebnisse der Anatomie und Entwicklungsgeschichte

Revues d'anatomie et de morphologie expérimentale

Editores:
A. *Brodal, Oslo* · W. *Hild, Galveston* · J. *von Limborgh, Amsterdam*
T. H. *Schiebler, Würzburg* · G. *Töndury, Zürich* · E. *Wolff, Paris*

Vol. 47 (Fasc. 1—6)

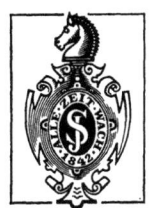

Springer-Verlag Berlin Heidelberg New York 1973

This work is subject to copyright. All rights are reserved, whether the whole or part of the material is concerned, specifically those of translation, reprinting, re-use of illustrations, broadcasting, reproduction by photocopying machine or similar means, and storage in data banks

Under § 54 of the German Copyright Law where copies are made for other than private use, a fee is payable to the publisher, the amount of the fee to be determined by agreement with the publisher

© by Springer-Verlag Berlin · Heidelberg 1973

The use of general descriptive names, trade names, trade marks, etc. in this publication, even if the former are not especially identified, is not to be taken as a sign that such names, as understood by the Trade Marks and Merchandise Marks Act, may accordingly be used freely by anyone

Printed by H. Stürtz AG, Universitätsdruckerei, D-8700 Würzburg, Germany

Das Werk ist urheberrechtlich geschützt. Die dadurch begründeten Rechte, insbesondere die der Übersetzung des Nachdrucks, der Entnahme von Abbildungen, der Funksendungen, der Wiedergabe auf photomechanischem oder ähnlichem Wege und der Speicherung in Datenverarbeitungsanlagen, bleiben auch bei nur auszugsweiser Verwertung, vorbehalten

Bei Vervielfältigungen für gewerbliche Zwecke ist gemäß § 54 UrhG eine Vergütung an den Verlag zu zahlen deren Höhe mit dem Verlag zu vereinbaren ist

© by Springer-Verlag Berlin Heidelberg 1973

Die Wiedergabe von Gebrauchsnamen, Handelsnamen, Warenbezeichnungen usw. in dieser Zeitschrift berechtigt auch ohne besondere Kennzeichnung nicht zu der Annahme, daß solche Namen im Sinne der Warenzeichen- und Markenschutz-Gesetzgebung als frei zu betrachten wären und daher von jedermann benutzt werden dürften

Druck der Universitätsdruckerei H. Stürtz AG, Würzburg

Inhalt/Contens

Fasc. 1: **Zur Entwicklung der Chorioallantoismembran des Hühnchens**

V. Fitze-Gschwind

Fasc. 2: **Die Frühentwicklung des Schultergürtels und des Brustbeins bei den Monotremen (Mammalia: Protheria)**

(The Morphogenesis of the Shouldergirdle and Sternum in the Monotremes (Mammalia: Prototheria))

M. Klima

Fasc. 3: **Zur Ultrastruktur des Organon vasculosum laminae terminalis der Ratte mit besonderer Berücksichtigung der Gefäße**

(On the Ultrastructure of the Organon Vasculosum Laminae Terminalis (OVLT) of the Rat with Special Reference to its Vessels)

G. Schwendemann

Fasc. 4: **Heavy Metals in the Brain**

F.-M. Š. Haug

Fasc. 5: **The Histogenesis of the Spinal Ganglia**

E. Pannese

Fasc. 6: **Zur Topographie der Medulla spinalis der Albinoratte (Rattus norviegeus)**

Contribution to the Topography of the Spinal Cord of the Albino Rat (Rattus norvegicus)

H. Waibl

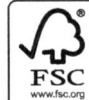

MIX
Papier aus verantwortungsvollen Quellen
Paper from responsible sources
FSC® C105338

If you have any concerns about our products,
you can contact us on
ProductSafety@springernature.com

In case Publisher is established outside the EU,
the EU authorized representative is:
**Springer Nature Customer Service Center GmbH
Europaplatz 3, 69115 Heidelberg, Germany**

Printed by Libri Plureos GmbH
in Hamburg, Germany